AF318343

INSTRUCTION

PAR ORDRE ALPHABÉTIQUE

DE L'EMPLOI DU

REVEILLEUR DE LA VIE

Pour obtenir à peu de frais

une Guérison prompte et radicale de la plupart des Maladies

auxquelles l'Humanité est exposée

Traduit de l'Allemand

PAR UN AMI DE L'HUMANITÉ

BREST

IMPRIMERIE J.-P. GADREAU, RUE DE SIAM, 99

—

1881

INSTRUCTION

PAR ORDRE ALPHABÉTIQUE

DE L'EMPLOI DU

RÉVEILLEUR DE LA VIE

Pour obtenir à peu de frais

une Guérison prompte et radicale de la plupart des Maladies

auxquelles l'Humanité est exposée

Traduit de l'Allemand

PAR UN AMI DE L'HUMANITÉ

———~~~~~———

BREST

IMPRIMERIE J.-P. GADREAU, RUE DE SIAM, 99

—

1881

CONSIDÉRATIONS

SUR L'APPLICATION DU

BAUNSCHEIDTISME

La force vitale résidant dans la moëlle épinière, principalement entre les épaules, c'est là qu'il faut chercher le siége de toute maladie. C'est de là que partent les 62 nerfs qui enveloppent de leurs ramifications toutes les parties du corps. C'est pourquoi, à l'apparition de toute maladie, on doit d'abord opérer sur le dos, afin que, par le moyen de ces nerfs conducteurs, la santé se rétablisse dans toutes les parties souffrantes. Pour faire dériver le sang de la tête ou de la poitrine, on commence par puncturer le dessous des pieds, les mollets, et ensuite le dos. Si le mal réside dans le bas-ventre, on fait l'application sur les reins, le ventre, le foie et la rate. Est-ce la gorge, le pharynx, les poumons ou le cœur, qui sont malades, on doit commencer par la partie supérieure du dos, la nuque, les clavicules, le cou, les côtés de la poitrine, les environs du cœur et principalement la partie où siége la douleur, ensuite l'estomac et le ventre. Si c'est la tête, les yeux ou les oreilles qui souffrent, on commence au bas du dos et on monte jusque derrière les oreilles. Si l'on a connaissance que quelque partie intérieure soit malade sans cependant y ressentir aucune douleur, on applique le Réveilleur sur le siége du mal. Dans une fièvre de nerfs, ou dans une fièvre intermittente, par exemple, on fait l'application sur le foie ou sur la rate ; pour les maux des voies urinaires, sur les reins et la vessie ; pour les congestions du bas-ventre, sur le foie et le ventre ; pour la mélancolie, sur le foie et la rate.

Des douleurs récentes causées, soit par l'inflammation des poumons, de la plèvre, des côtes, du ventre, de l'intestin, ainsi que la colique, sont promptement guéries par des applications abondantes sur les parties souffrantes ; on en évite le retour par quelques applications sur le dos. Il est préférable de faire les applications le matin.

Les maux légers ou récents sont généralement guéris par une ou deux applications. Mais, dans les cas plus graves, il faut les répéter à des intervalles de dix jours jusqu'à ce que toute la matière morbifique soit extraite du sang, ce qu'on reconnaît par l'absence de toute éruption, à la suite de l'application.

Cet intervalle de dix jours entre les applications, ne peut être observé dans les maladies dangereuses ou d'un cours rapide ; mais les opérations doivent être renouvelées à une distance de deux à cinq jours, selon les cas et la gravité du danger.

Si on veut produire un effet énergique sur une douleur aiguë et fixe ; par exemple, s'il s'agit d'un point, comme il s'en produit dans la bronchite, on répète deux ou trois fois l'application, séance tenante, sur la douleur et on l'enduit abondamment d'huile ; on doit même recourir à ce procédé une ou deux fois par jour.

Il arrive parfois qu'à la suite de l'opération, la douleur ou l'incommodité redouble d'intensité, et souvent même amène la fièvre ; mais c'est alors le meilleur symptôme de l'efficacité du remède, et dans ce cas il n'y a qu'à se tenir chaudement et à prendre patience en attendant la guérison, qui ne peut tarder à se produire.

INSTRUCTION

PAR ORDRE ALPHABÉTIQUE

DE L'EMPLOI DU

RÉVEILLEUR DE LA VIE

Mode d'Application du Réveilleur de la Vie

L'application de l'instrument est très-simple et des plus faciles.

A. — Dévissez le couvercle, prenez l'instrument de la main gauche en l'appuyant sur la surface que vous voulez poncturer ; avec le pouce et l'index de la main droite saisissez la petite poignée, tendez le ressort et lâchez promptement. Répétez ce mouvement 20, 40, 60 fois, c'est-à-dire autant que cela est nécessaire pour couvrir de ponctures la surface indiquée.

N.-B. Il suffit de tirer la poignée de deux à trois centimètres et alors la douleur est nulle et comparable à un coup de petite brosse. Le coup fort, énergique, est limité et fixé par le ressort.

B. — Cela fait, au moyen d'un petit pinceau ou de la barbe d'une plume de poulet, enduisez légèrement d'huile Baunscheidt la partie opérée, laissez-la pénétrer pendant quelques minutes ; recouvrez de ouate et habillez-vous tout simplement en attendant le résultat.

C. — Immédiatement après l'application, une tuméfaction se déclare, les parties poncturées se rubéfient, s'étendent, la peau se couvre de petites éruptions de la grandeur d'une tête d'épingle à celle d'une lentille.

Selon le degré de vitalité des individus et leur constitution, selon la gravité et l'intensité du mal, ces éruptions varient, se développent, se remplissent d'humeur jusqu'au troisième et quatrième jour après l'application. A partir de là elles se dessèchent, forment de petites croûtes qui tombent et disparaissent généralement avec le dixième jour.

D. — Lorsque la maladie n'oblige pas à garder le lit, on peut, aussitôt après l'application, s'habiller et vaquer à ses affaires, mais alors on fera bien, pendant les trois premiers jours qui suivront l'opération, d'éviter toute humidité, le froid, les courants d'air, comme aussi de se laver les mains ou le visage à l'eau froide.

A

1. Abcès séreux ou sanguins. — Lorsque par suite d'un traitement par le Réveilleur de la Vie, il survient des abcès sanguins, ulcères sanguins ou séreux, furoncules, etc., c'est une preuve que la guérison approche. En faisant des ponctures sur les abcès mêmes et autour, on facilite le dégagement des matières morbides. Voyez 173.

2. Acatalepsie. — Sorte d'apoplexie du cerveau. Voyez 224, 151, 23.

3. Acide prussique. — Substance dangereuse. Quiconque le prescrit comme remède accélère la mort et mérite d'être puni.

4. Accouchements (*faciliter les*). — Dans les douleurs de l'enfantement, comme en général dans les affections des organes génitaux, le Réveilleur de la Vie agit avec une promptitude et une efficacité surprenantes ; le fait est démontré par de nombreuses expériences. Si les femmes, en pareille circonstance, voulaient être raisonnables et faire preuve de quelque intelligence, au lieu de s'agiter comme elles le font, elles auraient recours au Réveilleur et se le feraient appliquer par leurs parentes ou voisines, aux mollets, au dos et au ventre ; elles se trouveraient délivrées heureusement et sans douleurs et certaines d'un prompt rétablissement. De cette manière la pudeur serait sauvegardée, ce qui aide plus que l'on croit au rétablissement de la santé. On n'aurait, en outre, plus de couches dangeureuses ni pénibles à craindre, et quantité de mères conserveraient la vie et la santé.

5. Affaiblissement de la mémoire. — Applications vigoureuses et abondantes sur l'estomac, la poitrine, la région du cœur et sur le dos. C. 149.

6. Aigreurs. — Voyez 131, 148.

7. Air (*renouvellement de l'*). — Dans une pièce où se trouvent réunies un certain nombre de personnes, l'oxygène de l'air est absorbé et remplacé par l'acide carbonique exhalé par ces mêmes personnes, de sorte qu'au bout de quelque temps l'air devient plus ou moins malsain, suivant que le nombre de personnes réunies est plus ou moins grand et que la réunion dure plus ou moins longtemps. Une chambre froide située au-dessus d'une autre bien chauffée pourrait être aisément transformée en une chambre doucement chauffée et sainement aérée. Il suffirait de pratiquer dans un endroit convenable une ouverture dans le parquet ; dans cette ouverture serait fixé un tuyau de 4 à 5 pieds de longueur et dont la grosseur occuperait les deux tiers de l'ouverture. Le tiers restant recevrait un autre tuyau beaucoup moins long. L'air chaud monterait par le plus grand tuyau, l'air froid et malsain descendrait dans la chambre inférieure par le plus petit tuyau, et la pièce supérieure se trouverait à la fois chauffée et aérée. En adaptant des couvercles mobiles aux tuyaux, on pourrait modérer la température à volonté.

8. Albumine. — Dans les maladies où cette substance

se manifeste, les malades éprouvent fréquemment le besoin d'uriner, toutes les deux à trois heures d'abord et plus tard toutes les demi-heure et toujours avec peine. Il survient des crampes de la vessie (voyez 501), qui augmentent d'intensité à mesure que l'évacuation d'urine diminue. Celle-ci est claire, souvent comme de l'eau, déposant cependant des mucosités contenant du blanc d'œuf. La température exerce une grande influence dans ce genre de maladie (Comp. N° 395), comme aussi la suspension des fonctions de la peau, occasionnée par le manque de propreté, laquelle s'obtient au moyen de bains ou d'ablutions d'eau légèrement savonneuse. — En faisant bouillir la déposition citée plus haut, ou en y joignant un peu d'acide, il se produit une substance blanchâtre, c'est le blanc d'œuf qui fait partie intégrante et essentielle d'un sang pur. (Voyez 382, 110, 378, 474).

9. **Aliénation.** — Trouble des facultés morales produit par la mélancolie (262), mêlé de crainte, sauvagerie, humeur sombre, c'est-à-dire manque de force morale ; délire, fureur (107), surexcitation morale, extravagance, absurdité, affaissement partiel de l'imagination, stupidité ou absence complète de la faculté de penser. — Ces malades doivent être traités avec la plus grande indulgence et s'abstenir de leur faire des remontrances sur leur état. Dire à quelqu'un qu'il est fou, c'est l'assassiner moralement. On doit soigneusement rechercher la cause des troubles des facultés morales, et faire le possible pour les faire disparaître, souvent elles sont faciles à découvrir. (Voyez N°° 251, 257, 254, 255, 416, 376). C'est quelquefois l'usage immodéré du café (292), ou la sensualité portée à l'excès.

10. **Aliénation de femmes en couches.** — Il est malheureusement très-vrai qu'il y a beaucoup d'infortunés, même des pères et mères de famille, qui sont renfermés comme aliénés dans des établissements réservés à ces sortes de malades, qui, par le moyen du Réveilleur de la

Vie, seraient promptement rétablies. (Comp. 257, 254).
Application sous les pieds, sur les mollets, le dos, la
poitrine, l'estomac et le ventre. Si l'accès se reproduit à
des heures fixes, on renouvelle l'opération avant la crise.
Si la cause consiste dans l'interruption d'un flux de sang,
alors on ajoute encore une application sur la surface
interne du haut des cuisses. (Voyez N° 4). Une femme
relevée de couches ne devrait jamais sortir avant le temps
prescrit par Dieu lui-même. Eviter avec soin tout aliment
ou boisson échauffante, tels que vin, café, bouillon gras,
etc. La négligence de se conformer à ces quelques règles
de prudence a déjà coûté la vie à bien des jeunes mères.

11. Amaigrissement, Atrophie, Marasme (248),
Phtisie (N° 350), **Poitrinaire**. — Cette maladie est le
résultat, soit d'un manque de nourriture substantielle,
soit de l'usage d'aliments incapables de nourrir. Ainsi,
un Monsieur et une Dame imaginèrent de ne se nourrir
qu'avec du café noir mêlé avec du kirsch qu'ils prenaient
cinq à six fois par jour, ajoutant seulement à cette nourriture un peu de pain ou de pommes de terre. Tous deux
moururent le même jour d'amaigrissement.

La goutte (N° 185) et les rhumathismes (N° 395), engendrent souvent aussi cette maladie lorsque, envahissant
les organes digestifs, ils déterminent des maladies d'estomac, de foie ou de rate (N°ˢ 145, 167, 366). Il arrive
également qu'un bras ou une jambe seulement s'amai-
grissent par l'interruption de la circulation du sang.
Ainsi une Dame d'une très forte complexion avait un
bras réduit aux os et à la peau, par suite d'une blessure
à l'épaule. Le Réveilleur de la vie l'avait promptement
et complètement rétablie, par des applications au dos, à
l'estomac, au foie, à la rate et au ventre, et aussi autour
de l'épaule et sur le bras même.

12. Amollissement. — Voyez DIARRHÉE, N° 111.

13. Amaurose. — Voyez N°ˢ 506, 509.

14. Ampoule de brûlure. — GANGRÈNE. — Lorsque, à la suite de souffrances internes, il se produit une hydropisie de la peau qui se termine par une destruction gangréneuse, la peau devient violette, il se forme de petites ampoules, souvent presque imperceptibles qui se rompent et laissent échapper un liquide corrosif. Dans un cas de cette nature, un médecin ne sachant quel moyen employer eut recours au Réveilleur de la Vie, et guérit radicalement le malade, à sa grande stupéfaction. — Application aux mollets, dos, estomac, foie et ventre.

15. Amygdale (*Abcès de l'*). — Commence par une inflammation de la *gorge* (N° 183) et est souvent le résultat de l'emploi de certains médicaments sur les amygdales et la luette. Ces méfaits de la médecine se guérissent facilement par une légère application au dos et sur la *gorge*.

16. Animaux (*Maladies des*). — Les porcs et autres animaux sont promptement guéris lorsqu'on leur fait avaler de 3 à 7 gouttes d'huile mêlée dans un œuf mollet, et un peu d'eau fraîche ensuite (N° 79). On peut encore les piquer, de même que les hommes, selon la maladie, sur le dos, l'estomac, la poitrine et le ventre, avec un instrument plus fort, fabriqué exprès pour les animaux. On frotte l'huile fortement avec le doigt, après avoir rasé le poil ou les soies. Par exemple, pour l'écartement forcé de la mâchoire, on pique derrière les oreilles, sur les mâchoires et les articulations des oreilles. Pour l'enflure ou des durillons dans les pis, environ 20 traits, sur le mal et autour. Pour des coliques, application sur le ventre. Pour la constipation, 7 à 12 gouttes d'huile (N° 79), dans un œuf avec de l'eau. Pour descente de matrice, dos et région pubienne. Souvent des bœufs condamnés à être abattus, faute de pouvoir uriner, seraient promptement rétablis en leur piquant les parties voisines des reins et les tubes urinaires. Ainsi dans tous les autres cas.

17. Anémie, appauvrissement du sang. — Lorsque

cette maladie est amenée par l'absorbtion de nombreux
médicaments dans le cours de diverses maladies, il importe d'en détruire le mauvais effet. Pour atteindre ce but,
il faut opérer sur le dos, l'estomac et le ventre, et partout
ailleurs où l'on éprouve un malaise quelconque. (Nᵒˢ 78,
350).

18. Antrax-furoncle ou **ulcère sanguin**. — On
appelle ainsi plusieurs abcès réunis, ayant pour cause
une altération du sang remontant à une époque plus ou
moins éloignée. Le corps cherche à se purifier des matières
morbides qui l'embarrassent, il faut donc s'appliquer à
favoriser ce mouvement des humeurs. Pour cela on opère
sur le dos et autour des abcès, et à la fin sur l'abcès
même. Pour en accélérer la maturité on l'enduit d'huile
ou on applique des cataplasmes de farine de lin. Le mieux
est d'ouvrir les abcès par une coupe en croix et de s'efforcer d'en extraire le germe qui retarde la guérison. Les
débauches sont une des causes fréquentes de ce mal (Nᵒ 37).

19. **Anus** (*Excroissance de l'*). — Celle qui nous fut
soumise avait 8 centimètres de longueur, 4 de largeur et
2 d'élévation. Opérer autour et dessus. L'excroissance
devient d'un brun foncé et s'amollit. Après quelques opérations répétées, il ne reste plus qu'une peau sèche qui
finit par tomber.

20. **Anus** (*Fistule à l'*). — Voyez Nᵒ 166.

21. **Anus sorti**. — Voyez Nᵒ 108.

22. **Appétit** (*Manque d'*). — Voyez Nᵒ 148.

23. **Apoplexie**. — Suppression instantanée de sentiment, de sensation de mouvement, le pouls bat, la respiration continue, mais les membres sont privés de leurs
mouvements, la bouche reste généralement ouverte, les
yeux immobiles, la respiration bruyante. Ce mal est
d'ordinaire précédé de symptômes avant-coureurs dont on

néglige trop souvent de tenir compte. Ainsi la tête devient lourde, on éprouve des vertiges , des douleurs pesantes derrière la tête , des sons de cloches ou des sifflements dans les oreilles , manque de mémoire, somnolence, le sommeil n'est pas réparateur, les membres sont lourds, les paupières sont molles ainsi que la lèvre et la mâchoire inférieures, l'angle de la bouche est biaisé, les traits du visage sont contournés , les forces déclinent, la langue est épaisse et bégaye. Les personnes de petite taille, de complexion replète , qui ont la tête et le cou resserrés entre les deux épaules sont particulièrement exposées au danger de cette infirmité. Tout ce qui tend à faire affluer le sang vers la tête doit être soigneusement évité. Enfin, puisque ce mal produit immédiatement une interruption ou suppression d'action dans les organes du cerveau et des nerfs, il faut d'abord opérer sur les pieds et les mollets, ensuite sur le dos et les membres paralysés, et enfin sur la poitrine et le ventre. Des ponctures sèches , c'est-à-dire sans huile, souvent répétées, produisent un très-bon résultat. — Un Monsieur âgé de 70 ans, frappé d'apoplexie éprouva, au bout de quelques minutes seulement après l'opération, des lancements dans les mollets et la tête ne tarda pas à se dégager.

24. Asthme, vapeurs , respiration gênée, toux quinteuse. — Appliquer le Réveilleur sur le dos et la poitrine, et si les pieds sont froids, sur les pieds et les mollets. (Voyez Nᵒˢ 359, 196, 408).

25. Asphyxie. — Une abondante application sur les mollets, le dos, l'estomac et le ventre. Respirer le grand air, boire une bonne quantité d'eau fraiche mêlée de vinaigre et s'en laver également la figure. Quand même le sang se serait déjà retiré de la colonne vertébrale pour remonter vers la tête où il ne tarderait pas à causer la mort, il redescendra si l'on attaque vigoureusement la colonne vertébrale. Dans toute affection où le sang se trouve vicié par une cause quelconque, il en résulte une inflammation mortelle. Mais à l'aide du Réveilleur toute substance morbide est expulsée. — Dans l'hémorragie, la perte de sang doit être sagement remplacée par une bonne nourriture, des boissons fortifiantes et une cure du Réveilleur de la Vie (N° 17). Il est très bon, par exemple, de prendre, pendant six semaines, le matin et le soir, une tasse de lait, trait d'une vache bien saine et toujours la même, on y ajoute une cuillerée de sucre de canne en poudre et autant de bon rhum de la Jamaïque. Quand on est en danger d'être asphyxié par des substances avalées à moitié et arrêtées dans la gorge, on doit boire du lait tiède avec de l'huile d'olive, et piquer le long du cou jusqu'à l'estomac. Dans un cas extrême, enduire le fond de la gorge avec de l'huile de Baunscheidt qui dilate promptement cet organe.

B

26. Blénhorragie. — Voyez N° 438.

27. Blessures. — On écrit de Trèves, le 8 Août 1870 : L'huile du Réveilleur de la Vie est une incomparable huile de blessures, qu'elles soient produites par des coups, des coupures, des épées ou des armes à feu. Elle arrête également la perte de sang et fait cesser toute douleur instantanément. Quiconque voudra en faire l'épreuve à l'occasion, se convaincra du merveilleux effet de cette huile. Dans une fabrique, une jeune ouvrière eut par imprudence la première phalange de la main droite écrasée par l'engrenage de la roue d'une machine. Le médecin appelé s'empresse de faire l'amputation et dit à la jeune fille qu'il faudra peut-être enlever le doigt, sinon la main entière. L'enfant, effrayée, court en toute hâte chercher des consolations chez son pasteur. Celui-ci s'empresse d'enduire d'huile Baunscheidt le doigt et la main, et par ce seul enduit le doigt fut complètement guéri. Emerveillée de ce résultat, la jeune fille regretta de n'avoir pas eu recours à ce moyen dès le début, car elle eut peut-être ainsi conservé son doigt entier. Combien de membres sont amputés journellement, et que l'on aurait peut-être complètement rétablis par le Réveilleur et l'huile Baunscheidt.

28. Blessures au cou. — Sur les clavicules (Voyez N° 33).

29. — Blessures ou lésions dans l'estomac. — Les ulcères ou abcès dans l'estomac sont généralement déclarés incurables par les médecins. Le Réveilleur de la Vie, aidé de son huile, les guérit toujours. Pour l'ordinaire, dans ces affections, les pieds sont froids, donc il faut opérer sur les pieds, les mollets, le dos et l'estomac. De plus, on prend de 3 à 5 ou 7 gouttes d'huile fraîche de Baunscheidt dans un œuf sans boire de l'eau après (N° 79). L'huile opère dans l'estomac la guérison du mal.

30. Blessure au genou. — Les médecins essayent en vain de les guérir par la pierre infernale. Applications sur le dos, le devant de la cuisse et sur les mollets. (Voyez N° 27).

31. Blessure à la hanche. — Application tout autour du mal et mettre de l'huile sur la plaie même. Dans des cas graves, application également sur le dos.

32. Blessures à la jambe. — Les abcès ou plaies aux jambes sont des conduits de matières morbides, et par conséquent très-salutaires parce qu'ils purifient le corps de matières nuisibles à sa santé. Il faut donc bien se garder de se trop hâter de les fermer, car on s'exposerait à faire remonter les humeurs vers les organes supérieurs et à mettre ainsi la vie en danger. Les bras et les jambes étant comme les branches d'un tronc, qui est le dos, c'est donc de là aussi que les matières morbides descendent à cause de leur poids, dans les jambes. Il faut donc d'abord guérir le dos et alors les jambes l seront facilement, en opérant sur les parties intactes autour de l'abcès ou des plaies, dont on approchera le plus possible. Lorsque la plaie est infectée par de la chair morte ou enflammée, on l'imbibe légèrement d'huile au moyen d'un pinceau ou de la barbe d'une plume, afin d'éviter un contact trop rude. L'huile produit, il est vrai, pendant quelques heures, des douleurs plus ou moins aiguës, mais la suppuration d'eau et de sang corrompu qui résultent de cette application en purifiant la plaie dédommagent amplement de cette souffrance passagère. (Comp. les Nos 185, 395, 253, 235, 178.) On a soin d'envelopper légèrement la plaie avec de la toile qu'on change trois fois par jour, surtout en été. Tout autre remède, ou onguent doit être sévèrement écarté et n'employer que l'huile seule. Le pus ne doit pas être nettoyé au point de mettre le mal à vif, car le pus d'une bonne nature est une sorte de baume pour les plaies. Il faut encore, lorsque les plaies sont guéries, continuer à opérer sur le dos et sur les mollets, ce n'est que lorsque toute éruption cesse de se produire qu'on est complètement guéri. Le grand air et beaucoup de mouvement sont toujours salutaires. Des plaies coupées ou déchirées doivent être enduites d'huile et piquées autour. Une légère couche de collodion est également très-efficace en ce qu'il intercepte le contact de l'air. Des plaies produites par des chûtes ou par des des chocs doivent être d'abord nettoyées avec de l'eau tiède, puis on enduit toutes les parties de chair déchirées avec de l'huile Baunscheidt, chaque jour et on les tient soigneusement serrées avec des bandelettes de toile; de cette manière les chairs se rapprochent graduellement jusqu'à ce que la plaie se ferme complètement et ne laisse aucune trace de cicatrice. Chaque jour avant de renouveler le pansement, on a le soin d'enlever la plus grande partie de la sécrétion du pus (mais non pas la totalité), avec de la toile molle. Il est très-rare que l'on soit obligé d'enlever les parties de chair écrasées.

Le flux salin, plaie superficielle, résiste souvent avec opiniâtreté à la guérison. Il faut au moins, tous les neuf ou dix jours, l'imbiber avec l'huile Baunscheidt, l'entretenir parfaitement propre au moyen d'eau savonneuse tiède et du linge bien sec. Sitôt que la plaie devient brûlante, le linge s'humecte et doit être remplacé par du linge sec. Après un certain temps on fait de légères ablutions d'eau-de-vie légèrement salée afin de sécher et guérir la plaie.

33. Blessure à la nuque. — (Voyez N° 485). Application sur les pieds, les mollets et sur le dos.

34. Blessures à la tête. — Application sous les pieds, aux mollets, sur le dos et derrière les oreilles ; de temps à autre un peu d'huile sur la plaie.

35. Boire et manger chaud (*de*). — Cette habitude a pour effet d'affaiblir les membranes muqueuses de la bouche, de la gorge et de l'estomac, nuit par conséquent à la digestion et alors altère la santé. En outre les dents se trouvent endommagées, car l'émail se fend. C'est la principale cause des dents gâtées de la mâchoire supérieure.

36. Bains (*des*). — Autant il est salutaire d'entretenir la propreté de la peau, soit au moyen d'une brosse ou de la grosse toile, ou mieux avec de l'eau tiède légèrement savonneuse ; autant les bains froids sont pernicieux en ce qu'ils engendrent des rhumatismes. On doit également rester très peu de temps dans un bain chaud ; par exemple, 8 à 10 minutes, le temps nécessaire pour bien se laver, s'essuyer aussitôt soigneusement et se vêtir chaudement. Un plus long séjour dans un bain chaud affaiblit les organes. Le changement d'air et les distractions d'un voyage sont également salutaires, mais le plus avantageux est de se faire Baunscheidtiser que'quefois, au mois d'Avril et Mai, au printemps, et au mois de Septembre ou Octobre en automne.

37. Bosse dangereuse. — Application sous les pieds, sur les mollets, le dos, la nuque, les oreilles et le ventre, afin de régler la digestion, car les bosses indiquent un sang vicié, ensuite sur les bosses même afin de les faire supporer.

38. Bouche (*Ulcération de la*). — Aphates, mugues, petites tâches ou boutons blancs ou jaunes sur les lèvres, la langue, les gencives et au palais, exhalant une odeur infecte de la bouche. Plus ils descendent dans la gorge et noircissent, plus le danger est grand. Cette maladie se lie généralement à la dyssenterie, à la fièvre muqueuse, aux aigreurs de l'estomac, au typhus, au scorbut, à la phthisie pulmonaire dans sa dernière période.

Application comme au N° 121 pour les enfants, on enduit fortement d'huile le haut de la poitrine et du devant du cou jusqu'au menton. Les enfants doivent être nourris avec du jaune d'œuf, avec du bouillon gras ou de la soupe ou pain, mais aucun genre de laitage. Les personnes plus âgées doivent être opérées sur le dos, le cou et la poitrine.

39. Bouton au visage. — Eruption cuivreuse, boutons rouge foncé et bombés, s'ouvrant par le sommet et rendant un liquide séreux et sanguin, sur la face et surtout sur le nez. Ce genre d'éruption est héréditaire, mais il peut être aussi causé par l'abus des spiritueux ou encore par des maladies de foie ou des menstrues dérangées. Application au dos et sur le ventre, tout en ayant soin de détruire les causes.

40. Bras (*Articulation faussée du*). — Application

au dos, surtout entre et sur les épaules, puis fortement sur l'articulation même et bien couvrir d'ouate. On se trouvera très-bien de frotter les parties piquées, le lendemain et de les enduire de nouveau avec l'huile.

41. Bras mutilé. — En automne 1870, une charrette chargée tomba dans un ravin à plus de 6 mètres de profondeur, entrainant son conducteur âgé de 20 ans. Après plus de dix minutes on l'en retira dans un état déplorable, outre plusieurs blessures et contusions; le haut du bras gauche était complètement en lambeaux. L'instituteur Zahner étant accouru, s'empressa de rejoindre soigneusement les chairs du bras, appliqua le Réveilleur sur les parties environnantes encore intactes, et enduisit le tout avec de l'huile Baunscheidt le mieux possible, répéta presque chaque jour ce pansement et au bout de cinq semaines le jeune homme était complètement rétabli.

42. Bras supérieur (*Enflammation de l'articulation du*). — Application au dos, à l'épaule et ensuite sur tout le bras supérieur et l'articulation.

43. Bronchite. — (Voyez N° 356). Application au dos, à la poitrine et aux mollets.

44. Brûlures (*Marques de*). — La science médicale est impuissante à les faire disparaitre, mais pour le Baunscheidtisme c'est une bagatelle. On opère directement sur les marques en faisant des punctures qu'on enduit d'huile et qu'on répète de 10 jours en 10 jours jusqu'à complète disparition; pour les enfants, jusqu'à l'âge de 7 à 8 ans, l'huile seule suffit.

C

45. Calomel. — Un médecin peut seul prescrire cette substance dont l'effet peut être mortel, car c'est du mercure (N° 267.)

46. Cancer. — Il est à remarquer que, dans cette maladie, les parties sexuelles jouent un grand rôle et qu'un sang impur en est la base. C'est pourquoi la guérison exige un traitement plus ou moins prolongé. Une nourriture trop substantielle et des boissons échauffantes doivent être soigneusement évitées. On doit donner la préférence aux aliments végétaux et prendre pour boisson, des tisanes d'avoine, d'orge, de riz et de feuilles de noyer.

Au premier degré, le cancer apparaît sous la forme d'une grosseur assez dure et bosselée, mais non douloureuse, facile à déplacer en pressant légèrement sur la peau. La guérison en est facile. Au second degré, la grosseur devient immobile, très-inégale, moins dure sur différents points, produisant des douleurs aiguës et brûlantes, la peau teinte d'un rouge bleuâtre, sillonnée par des veines bleu foncé. Ce mal est plus grave, mais se guérit parfaitement. Au troisième degré, il se produit une plaie dont le fond est dur comme une pierre, d'une teinte repoussante et sanguinolente, le bord de la plaie est dur et rebroussé ; il en découle un liquide brûlant, produisant une démangeaison très-vive ; puis, des champignons ressemblant à des choux fleurs, et saignants, qui sont détruits par la gangrène mais repoussent derechef.

Applications patientes et persévérantes sur les mollets, la surface interne de la cuisse, environ 15 centimètres au-dessous des parties sexuelles, sur le dos, l'estomac et le ventre ; ensuite, approcher de plus en plus, près du cancer, et enfin sur le mal même, et toujours enduire abondamment d'huile. Le plus souvent, ce mal se produit aux seins des femmes, mais il est facilement guéri (N° 301). N'employer, pour bander la plaie, que des linges en fil ; entretenir la plus grande propreté avec de l'eau légèrement savonneuse. Beaucoup de maux deviennent cancéreux par l'abus de remèdes pernicieux.

47. Cancer d'estomac. — C'est un endurcissement d'estomac qui finit par le resserrer, au point qu'il ne peut plus recevoir de nourriture. Les médecins considèrent généralement ce mal comme incurable, mais le Réveilleur de la vie le guérit facilement. — Opérer sur les pieds, les mollets et le dos, pour dériver le plus possible, puis le lendemain sur l'estomac et sur le ventre. Ensuite on prend, selon l'âge, le sexe et la force, de 4 à 8 gouttes d'huile Baunscheidt, dans le jaune d'un œuf mollet, afin d'amollir le cancer pour le faire disparaître complètement. En trois ou quatre opérations le mal a généralement disparu.

48. Cancer de langue. — De même que dans tous les maux de cancer, les parties sexuelles jouent le rôle principal. (Voyez N° 46). La racine de la langue ne doit pas être négligée.

49. Cancer au nez. — Le scalpel et le fer rouge sont à peu près les seuls remèdes que la médecine ordinaire emploie pour délivrer le malade du cancer, mais en même temps aussi de son nez. Au lieu de cela, trois ou quatre applications du Réveilleur aux pieds, sur les mollets, le dos et derrière les oreilles, et le nez est complètement guéri. On fait en outre, chaque jour, des ponctures sèches, c'est-à-dire sans huile, près des ailes du nez, afin de faciliter le mouvement des matières morbides.

50. Catalepsie. — Cet état consiste, comme les affections de même nature, en interruptions plus ou moins prolongées des facultés morales ainsi que de la sensation et du mouvement, tandis que la respiration et la circulation n'en sont nullement atteintes. Cause comme au N° 136, accompagné du N° 220 : les symptômes varient, tantôt c'est une agitation extrême, tantôt une défaillance complète, tantôt une grande souplesse dans les articulations, tantôt une raideur spasmodique. Opérer comme pour l'épilepsie (N° 136), et maux de nerfs (N° 279).

51. Cataracte. — Voyez N°° 508 et 509.

52. Catarrhe de la vessie. — Le malade perd l'urine sans le savoir ni le vouloir parce que le col de la vessie est paralysé. — Opérer sur le dos, principalement sur les reins, puis sur le bas-ventre. — Une demoiselle de 23 ans était depuis des années affligée de ce mal au point qu'elle perdait l'urine constamment, goutte à goutte. Ayant ensuite éprouvé une perte de sang considérable par suite de différents traitements qu'elle avait suivis, elle se trouvait épuisée et près de mourir.

Après la première opération, l'écoulement s'amoindrit, puis la malade mit une goutte d'huile de Baunscheidt dans le tube urinaire, et quelques jours après elle éprouva l'effet d'un corps cherchant à sortir du tube. La mère, priée de visiter sa fille, lui tira bientôt une membrane muqueuse de 10° de longueur. Le flux cessa presque en même temps, puis la malade recouvrant un excellent appétit, se rétablit complétement en peu de temps. (Comp. N° 474).

55. Champignons (*Taches de*). — Maladie de la peau. Autour des petits poils se forment de petites taches carrées qui se réunissent et présentent l'aspect d'un champignon qui envahit la racine des cheveux et prend une couleur brune, jaunâtre. — Opérer sur les taches même, mais pendant quatre à six semaines, au moins, afin de détruire complétement la racine du mal.

56. Chancre. — Ulcère aux parties sexuelles, de nature siphylitique avec des bords relevés, pas très-douloureux, mais détruisant graduellement les parties. — Opérer sur le dos, principalement sur les reins, puis la surface interne et supérieure des cuisses, étuves tièdes et panser ensuite avec des bandes sèches, deux fois par jour. A chaque opération on enduit la plaie même avec de l'huile. (Comparez N° 438).

54. Cauchemar. — On éprouve, au commencement du sommeil, une certaine pesanteur ou une souffrance comme alors qu'on est étouffé par un poids énorme ou l'on fait des rêves plus ou moins fantastiques. Une trop grande abondance d'aliments d'indigestes, des ventosités, les reins mal soutenus quand on est couché peuvent contribuer à ces malaises et les provoquer. — Opérer sur le dos, la poitrine et le ventre. Cet état est dû à une stagnation nerveuse de la circulation du sang (Comparez N° 418).

57. Chats malades. — On leur donne, suivant l'âge, une ou deux gouttes d'huile Baunscheidt dans du lait. Lorsqu'ils ont été mordus, on enduit la plaie même également avec de l'huile.

58. Chevaux (*Maladies des*). — Dans les maladies des animaux, le Réveilleur avec son huile rend des services inappréciables, mais elles exigent un instrument plus solide et tel que celui que M. Baunscheidt a établi pour cet usage. Trop de fatigue ou l'essoufflement, produit, chez les chevaux comme chez l'homme, des rhumatismes et la goutte. Application sur les muscles des épaules, sur le dos et les deux côtés jusqu'aux reins. Pour le vertige et les maux d'yeux, derrière les oreilles. — Pour la paralysie, sur le dos et les membres ; pour l'inflammation de la matrice, sur les reins et le derrière du ventre ; — pour les crampes, même opération ; — pour l'asthme et la maladie des poumons, sur le dos, la poitrine et le ventre. L'huile doit être frottée avec le doigt pour qu'elle ne reste pas attachée aux poils, il est encore mieux de les couper, car ils repoussent promptement. Le cheval étant très sensible sur le dos, il faut faire l'opération très légèrement. Pour des coliques, on opère sur le ventre et, dans les cas graves, on donne 12 à 15 gouttes d'huile dans un œuf et un peu d'eau par dessus. (N° 79. Comp. 16).

59. Chiens (*Maladies des*). — Crampes de la mâchoire, tétanos, etc. (N° 324. Les chiens ne peuvent plus manger. Appliquer le Réveilleur derrière les oreilles et sur les mâchoires, puis frotter l'huile avec le doigt.

60. Chignons (*Du danger des*). — Toutes les personnes qui sacrifient à cette mode insensée s'exposent à perdre complètement leur propre chevelure, car il se trouve souvent, sur un seul chignon, des milliers d'animalcules invisibles qui se transportent ensuite dans les cheveux et les font tomber.

61. Choléra. — Cette maladie pouvant amener la mort en quelques heures, on doit faire immédiatement une application vigoureuse du Réveilleur sur les mollets, le dos, la nuque, l'estomac et le ventre. La maladie indique elle-même la nécessité de cette façon de procéder, car la peau perd toute son élasticité et tombe dans l'affaissement le plus complet, tout le corps devient pâteux, dans presque toutes ses parties se font sentir des crampes aiguës accompagnées de diarrhée et de vomissements. Les émissions ressemblent à des glaires d'avoine ; on éprouve de l'anxiété ; la peau devient bleuâtre, la voix enrouée, douleurs dans l'estomac et au ventre, des crampes douloureuses dans les jambes, principalement aux mollets qui deviennent froids comme du marbre, ainsi que le corps et même la langue. Le pouls est très-faible et irrégulier. Cette maladie se transmet par la contagion. Le refroidissement, l'usage des fruits à noyau, de la salade, des concombres, les boissons froides, comme la bière, l'eau ou le cidre, doivent être soigneusement évités en temps d'épidémie ; l'intempérance, l'ivresse, sont aussi très funestes. Si les crampes, les vomissements et la diarrhée ne cèdent pas à l'application, on donne d'heure en heure deux cuillerées à bouche de l'eau-de-vie (N° 544), avec deux cuillerées d'eau chaude. Dans les intervalles, on fait prendre de la tisane de camomille. Après quelques heures, on répète l'opération ci-dessus en enduisant copieusement d'huile. Par ce procédé, un grand nombre de malades furent guéris, même sur le champ de bataille, en 1866.

62. Choléra (*Destruction du germe du*). — Le meilleur désinfectant pour les appartements est le chlorure de chaux arrosé de vinaigre. Pour le linge et les vêtements on se sert d'une dissolution de 2/3 de chlorure et de 1/3 de sous-carbonate de soude. (Faire dissoudre dans de l'eau fraîche). L'eau étant très-susceptible de se corrompre, en temps d'épidémie, il faut avoir soin de la purifier, le meilleur moyen à employer est l'ébullition. Mais la plus sûre garantie en temps d'épidémie est une conduite sobre, un régime simple et bien réglé, et de temps en temps une application du Réveilleur sur les mollets, le dos, l'estomac et le ventre.

53. Cerveau (*Douleurs aiguës du*). — Applications aux pieds, aux mollets, au dos et derrière les oreilles.

63. Ceinture de feu. — Consiste en plaques ou traits rouges, brûlants, couverts de petites pustules produisant des démangeaisons, aux environs de la ceinture, mais souvent aussi à la poitrine, au cou, aux bras et aux jambes. On a donné à cette éruption le nom de ceinture parce qu'elle affecte la forme d'un ruban ou d'une bande, traçant sur la partie envahie une ligne de démarcation bien tranchée avec le reste de la peau environnante. Elle est le résultat d'une altération du sang. Application directe sur la ceinture même ; s'il y a des lacunes on la complète par des piqures autour du corps ou du membre atteint. On opère ensuite sur le dos et le ventre afin de prévenir le retour du mal.

64. Chlorose. — Cette maladie, qui est devenue en quelque sorte à la mode, tant elle est commune, a sa cause la plus ordinaire dans la suppression ou le dérangement des règles chez les jeunes filles formées. Le teint est pâle, les lèvres sont blanches, parfois les malades ressentent des chaleurs soudaines et les joues s'animent, mais ce phénomène ne dure qu'un instant. Il y a disette de chaleur, le sang est mêlé d'eau et apparait bleu sous les yeux. Grande somnolence, paresse, battements de cœur, enflure des pieds, qui se refusent à conduire les jambes, manque d'appétit pour la nourriture ordinaire, mais envie de manger des choses contre nature, telles que de la craie, du sable, etc. La consomption et l'hydropisie terminent souvent cette maladie, qu'un traitement intelligent peut facilement détruire. Applications au dos, aux reins, à l'estomac et au bas-ventre, et 16 à 20 coups sur les mollets. Introduire une goutte d'huile dans le tube urinaire après l'avoir essuyé avec de l'eau tiède ; avec un peu de persévérance la santé ne tardera pas à se manifester. S'il survient de la constipation, on prend 3 à 6 gouttes d'huile Baunscheidt dans un œuf mollet, ayant soin de boire un peu d'eau fraiche après. L'usage du café est complètement interdit, sans quoi, pas de guérison. Éviter également l'usage du lard et du beurre sans sel. S'efforcer ensuite de se lever matin et prendre le plus d'exercice possible. Prendre une nourriture très substantielle, boire environ toutes les heures une cuillerée de bon vin blanc vieux, prendre aussi souvent une tasse de bon lait bouilli avec une cuillerée de sucre en poudre et autant de vieux rhum de la Jamaïque, et manger du pain qui est l'aliment par excellence pour produire de bon sang. Tous les aliments doivent être convenablement assaisonnés de sel. Il est très salutaire de se laver, au moins tous les deux jours et promptement, tout le corps avec de l'eau tiède légèrement savonneuse et s'essuyer parfaitement. En suivant ce traitement consciencieusement pendant un mois ou deux on peut être sûr d'une guérison radicale.

65. Cochons (*Maladies des*). — (Voyez N° 16). De l'aveu des agriculteurs et des vétérinaires, tous les secours de l'art et tous soins quelconques sont impuissants à guérir les cochons malades. Cet animal est très délicat et peut passer, pour la cause la plus insignifiante, de l'état de santé parfaite à une prompte et grave indisposition, très-souvent suivie de la mort. Cependant, dans la plupart des maladies de cet animal qui, à l'époque des chaleurs, en Juillet et Août, et surtout en temps d'orage, est exposé aux inflammations de la rate, etc., le Réveilleur est susceptible de rendre de grands services et supérieur à toute autre méthode de guérison. On l'applique vigoureusement sur la colonne vertébrale sur une largeur de deux à trois lignes de chaque côté, depuis la tête jusqu'à la queue ; puis on frotte solidement l'huile avec la main. Dans l'espace d'un quart d'heure l'animal reviendra à lui. Du lait doux pris en boisson lui rendra sa vigueur primitive. Deux ou trois jours après, il se produit une cuirasse d'éruption qui sèche et disparaît dans l'espace de deux à trois semaines. Beaucoup de sel est très nuisible et souvent mortel aux cochons.

66. Cœur (*Dilatation du*). — Application sur le dos, la poitrine, les environs du cœur et sur le ventre.

67. Cœur (*Irritation du*). — Surabondance du sang vers le cœur, malaise général, agitation. Application sous les pieds, sur les mollets, le dos, la poitrine et les environs du cœur.

68. Cœur (*Maladie du*). — Quelque nom qu'on puisse

donner à ce genre d'affection, opérer toujours sous les pieds, sur les mollets, le dos, les environs du cœur, l'estomac et le ventre.

69. Cœur (*Palpitations de*). — (Voyez N 230, 71, 66, 70). Cette affection se produit souvent avec la goutte au genou gauche. (N° 191).

70. Cœur (*Ramollissement des valvules du*).— Le cœur est brûlant (N° 66). Si les pieds sont froids, c'est par là qu'il faut commencer l'opération, puis sur les mollets, le dos, la poitrine, les environs du cœur.

71. Cœur (*Rupture, épanchement du*). — Le cœur se rompt et fait explosion à l'intérieur. Afin de prévenir ce mal terrible où la mort fait instantanément place à la vie dans un corps plein de vigueur, il faut surveiller avec soin les maladies de cœur, quelle qu'en soit la nature, et s'en rendre maître. (N 230, 68).

72. Cœur (*Surexcitation du*). — (Voyez N° 68). Lorsque, chez les jeunes enfants, le lait devient aigre dans l'estomac, il se produit des gaz. Les gaz gonflent l'estomac et occasionnent une enflure dans la fosse du cœur et dans les côtés, il en résulte des chaleurs, des agitations et des insomnies. Le frottement léger d'une main de femme, de la poitrine au ventre, produit du soulagement. En enduisant d'huile Baunscheidt, les reins, l'enflure de l'estomac, le creux des pieds et des mains, on guérit le mal radicalement. Les adultes ou hommes faits doivent être opérés sur le dos, l'estomac et sur l'enflure.

73. Colère (*Humeur*). — Un caractère violent et emporté dénote des souffrances du foie et de la rate (Voyez N°s 171, 374, 379, 381).

74. Colique intestinale. — Tranchées, maux de ventre, causés généralement par des refroidissements, soit internes soit externes, quelquefois des deux réunis. Applications vigoureuses et bien étendues sur l'estomac et le ventre ; souvent les douleurs cessent immédiatement. Si le mal persiste on renouvelle l'opération jusqu'à ce que toute douleur ait disparu. Afin d'en prévenir le retour, on fait une application sur le dos. Il est très-bon de joindre à ce traitement un peu d'eau-de-vie préparée par le Nº 545.

75. Colique de plomb. — Maladie très dangereuse. Douleurs profondes et pesantes aux environs du nombril ; fortes crampes. Le ventre est retiré, les jambes, et plus tard les bras sont contractés par des crampes. Vomissements bilieux et muqueux. Constipation de 4 à 8 jours. Les selles sont terreuses, glaiseuses et comme émiettées. Plus les attaques se multiplient plus le malade s'amaigrit jusqu'à devenir à l'état de squelette. Cette terrible maladie est causée par la présence de substances métalliques dans l'estomac, ou par des gaz produits par des vins falsifiés avec du blanc de céruse ; par des clefs en cuivre adaptées à des barriques de vin ou de bière ; par des aliments cuits dans des ustensiles de cuivre mal étamés ; par la respiration d'arsenic, de cuivre ou de plomb ; de papiers de tentures et autres. Les doreurs sur cuivre, les peintres en bâtiments, les broyeurs de couleurs, surtout de blanc de céruse, sont très-exposés à respirer la poussière ou l'évaporation de ces substances nuisibles à l'estomac et aux poumons. Opérer comme au Nº 73. Le poison s'élimine au moyen d'abcès de l'estomac. Application au dos, à l'estomac et sur toute la surface du ventre (Voyez Nº 74).

76. Compresses froides. — Ces compresses sont dangereuses et ont souvent causé la mort. Il faut les employer avec beaucoup de discernement. Dans l'enflammation des poumons on doit les éviter scrupuleusement.

77. Congestions. — Affluence du sang, de la poitrine

ou du bas-ventre vers la tête (N° 392) presque toujours accompagnée du refroidissement des pieds. Application sous les pieds, sur les mollets, le dos, le foie, la rate et le ventre. (Comp. N° 416 et 354).

78. Consomption. — Il importe peu au malade de savoir le nom de sa maladie en grec ou en latin, son seul désir est d'être guéri. Qu'il prenne donc, avec confiance, le Réveilleur de la Vie et se le fasse appliquer sous les pieds, sur les mollets, le dos, l'estomac et le ventre (Comp. N° 350).

79. Constipation. — La constipation est généralement causée par la mauvaise habitude de ne pas boire assez d'eau fraîche ni de manger de potage, d'être trop long-temps assis, d'avoir le bas-ventre trop comprimé, ou d'autres mauvaises habitudes. On se trouve très-bien d'aller chaque matin, et à la même heure, à la garde-robe ; la nature elle-même s'associe à cette règle. Application sur le dos, l'estomac et le ventre ; dans un cas plus grave, opérer également sur le dos et prendre de 5 à 7 gouttes d'huile, selon l'âge, le sexe et les forces du sujet, et le mal sera vaincu. Pour prendre l'huile on fait cuire très-légèrement un œuf, on le verse dans une tasse préalablement attiédie au moyen d'eau chaude, ou autrement, puis au moyen d'une petite baguette on prend une ou plusieurs gouttes dans un flacon d'huile fraîchement débouché, on les mêle avec l'œuf en les battant ; aussitôt le mélange avalé, on verse de l'eau fraîche dans la tasse, on la mêle avec ce qui a pu y rester et on l'avale de même. On doit faire tout son possible pour ne pas rejeter ce breuvage. Un lavement d'eau tiède mêlé d'huile d'olive et d'un jaune d'œuf, bien battus ensemble, est également très-efficace. On se trouve très-bien encore de café léger avec du lait et une certaine quantité de beurre. Une dame de 62 ans, souffrante d'une constipation remontant à neuf jours, prit, après l'application du Réveilleur, 5 gouttes d'huiles ; puis, 4 heures après, 6 autres gouttes, et fut complètement délivré de cette pénible incommodité. Un curé Baunscheidtiste administra à un Monsieur abandonné des médecins, 3 gouttes d'huile ; n'obtenant aucun résultat, il renouvela cette dose un quart d'heure après, sans plus d'effet ; au bout d'un autre quart d'heure, il lui administra 3 autres gouttes d'huile, mais cette fois, moins de dix minutes après, l'évacuation était tellement abondante et infecte que le curé fut obligé d'abandonner la chambre et de se boucher les narines avec son mouchoir ; mais le malade était complètement délivré de ses souffrances et en parfaite santé après.

80. Coqueluche. — C'est une toux quinteuse qui se produit généralement au printemps et en automne par une température humide et devient facilement contagieuse. Il se produit des tensions chatouilleuses dans la gorge et des douleurs au dos ; l'enfant saisi de frayeur cherche un point d'appui, tousse sans interruption, respirant avec peine et faisant entendre une sorte de sifflement ou plutôt de râlement. Le visage passe du rouge au bleu, les yeux se dilatent, le sang vient quelquefois par la bouche, le nez, les oreilles et les yeux, une sueur froide inonde le visage. L'expulsion des glaires et des aliments met fin à la quinte. Cet état violent et douloureux est facile à vaincre chez les enfants, jusqu'à l'âge de 7 ans, en les enduisant simplement, mais amplement avec l'huile Baunscheidt, sur le dos, le cou, l'estomac et le ventre, qu'on couvre bien avec de l'ouate. Passé cet âge, il faut employer l'instrument. Après trois ou quatre opérations de 8 en 8 jours, la coqueluche la plus opiniâtre est obligée de céder.

81. Couches (*Suites funestes des*). — Les accidents de cette sorte ont pour cause, soit un refroidissement, soit une frayeur, un saisissement ou une cause morale quelconque, ou encore des aliments échauffants, l'abus du café, de la soupe grasse ou de médicaments à l'aide desquels on prétend fortifier la malade, tandis qu'on aggrave le mal. Si au contraire on applique le Réveilleur sur les mollets, le dos, le ventre et le haut de la surface interne des cuisses, la santé de la malade sera immédiatement régularisée, et la vie d'une épouse et mère bien-aimée arrachée à la mort. Ce simple exposé devrait suffire pour faire apprécier l'immense sécurité qui en résulterait pour l'humanité, si tout accoucheur, médecin ou sage femme, voulait, en pareil cas, avoir recours au Baunscheidtisme.

82. Corps étranger dans les chairs. — Une pauvre fille, occupée à ramasser du bois dans une forêt, ayant fait une chute, des éclats de bois lui entrèrent dans le bras. Une écharde resta cachée dans l'os et produisit des douleurs aiguës. Pendant cinq ans les médecins de l'hôpital essayèrent de la guérir, mais en vain, et déclarèrent qu'il fallait amputer le bras. Alors on appliqua le Réveilleur sur le dos et sur le bras ; la blessure s'enflamma, suppura d'une manière extraordinaire, puis il apparut une écharde de 3 centimètres de long et de la grosseur d'un tuyau de plume. La plaie se ferma et l'enfant fut guérie.

83. Corps étranger dans l'intestin. — Une servante, souffrant d'un violent mal de dents, et par suite mangeant difficilement, avala sans s'en apercevoir un petit os. A partir de ce jour elle éprouva constamment des douleurs dans les reins du côté droit. Pendant 11 ans, les médecins employèrent tous les moyens possibles, tant internes qu'externes, sans obtenir aucun résultat ; alors on eut recours au Réveilleur qu'on appliqua sur le dos et les reins, puis quelques gouttes d'huile prises dans un œuf ; cinq jours après l'os fut évacué avec les selles, et la douleur disparut pour toujours.

84. Cors aux pieds : œils de perdrix. — Un

coup du Réveilleur sur le mal, puis souvent imbiber d'huile et le cor disparaît complètement.

85. Crampes. — Contractions constantes d'un muscle, occasionnées par l'engorgement des organes sécréteurs, conséquemment par des substances étrangères contenues dans le sang. Application sur le dos et les membres souffrant des douleurs de crampes.

86. Crampe du cœur. — Le cas observé était la suite d'une fièvre intermittente, laquelle par l'effet des médicaments employés par la médecine ordinaire, était rentrée au lieu de sortir. En conséquence, opérer comme pour la maladie primitive (fièvre intermittente) et sur la région du cœur.

87. Crampes d'estomac. — Contractions et sensations douloureuses dans la région de l'estomac, s'étendant parfois dans la poitrine et le dos ou souffrances moins, accompagnées de frayeurs, du refroidissement des pieds et des mains et même d'évanouissements. C'est un rhumatisme ou la goutte d'estomac. Application sous les pieds, sur les mollets, le dos et fortement sur l'estomac et le ventre

88. Crampes des doigts. — Crampes d'écrivain. Si le mal est récent, une seule opération sur le bras suffit généralement pour chasser le mal. S'il est ancien, il faut ajouter les applications au dos à celles du bras, et même sur le bout des doigts. Dans les cas graves on doit même répéter les opérations chaque jour, jusqu'à parfaite guérison.

89. Crampes du visage. — *Le rire sardonique.* — La danse de Saint Guy et les contorsions involontaires du visage peuvent être causées par des dents gâtées, des maux d'yeux, des vers, des affections de la matrice. Application sous les pieds, sur les mollets, le dos et derrière les oreilles.

90. **Crampes de la mâchoire.** — C'est le resserrement spasmodique de la bouche, ou au contraire l'impossibilité de la fermer. Dans les deux cas, appliquer de 4 à 6 coups vigoureux du Réveilleur, sur les deux mâchoires en partant des oreilles, et bien enduire d'huile. C'est parfois le précurseur du tétanos qui cause toujours la mort. C'est pourquoi il est prudent de faire également une application sur le dos, la poitrine et les mollets (Comp. N° 85).

91. **Crampes aux mains.** — Demandent une application sur le dos, les épaules et les bras.

92. **Crampes aux mollets.** — Cette indisposition disparaît au bout de 10 minutes moyennant 5 à 8 coups du Réveilleur sur chaque mollet. Dans des cas plus graves, et lorsqu'il s'agit de personnes sujettes à de fréquentes crampes de mollets, application également sur le dos, les reins, les hanches et la surface supérieure et interne des cuisses.

93. **Crampes aux orteils.** — Application sur le dos, surtout sur les hanches et les mollets et légèrement sur les orteils.

94. **Crampes des paupières.** — Mouvement spasmodique des paupières. Application sous les pieds, sur les mollets, le dos et derrière les oreilles (Comp. N°° 108, 110).

95. **Crampes aux pieds.** — Application générale sur le dos, les hanches, la surface supérieure et interne des cuisses et des mollets avec l'huile, puis les bords et le dessous des pieds sans huile.

96. **Crampes de poitrine.** — Si la respiration cutanée ne s'effectue pas convenablement, il se produit à l'intérieur une sécrétion abondante qui vicie le sang, obstrue les bronches et les poumons et rend la respiration

difficile et pénible. Le Réveilleur, vigoureusement appliqué sur le dos et la poitrine, détruit ce mal, qu'elle qu'en soit la cause. Cependant, s'il ne cédait pas à une première application, il faudrait la renouveler au bout de dix jours.

97. Crampes des poumons. — Voyez N° 96.

98. Crampes de salutation (*Vacillation de la tête*). — Application sous les pieds, sur les mollets, le dos, et fortement sur la nuque et derrière les oreilles.

99. Croissance de chair. — Autant que possible on opère directement sur la croissance même et autour pour l'amollir et finalement la dissoudre. En renouvelant l'huile tous les deux ou trois jours, on accélère la guérison.

100. Croissance de graisse. — Dans le cas observé il s'agissait d'une grosse tuméfaction, dure comme une pierre, très-douloureuse et troublant le sommeil. Elle siégeait sur la nuque et inclinait le menton jusque sur la poitrine. Les médecins se déclarèrent impuissants à la faire disparaître.

Application sur le dos et sur la tuméfaction. On renouvelle l'huile tous les deux à trois jours sur cette dernière.

101. Croup, angine. — Cette maladie qui est une inflammation du larynx et des bronches est considérée comme l'ennemi le plus perfide des enfants. La voix se couvre, la respiration devient pénible et sifflante, c'est une sorte de râlement; la toux est rauque ou imitant le cri du coq; les malades ont une tendance à allonger le cou et à le porter en arrière, forte fièvre, glaires visqueuses, d'une expectoration difficile au début, mais devenant bientôt impossible.

L'urine rougit et la transpiration devient gluante. Tous ces accidents se produisent avec une promptitude extrême. Les causes principales de cette maladie sont les suivantes : d'abord l'exposition des enfants au grand air, par un vent Est ou Nord-Est, et qu'ils aspirent ce vent par la bouche ; une nourriture trop substantielle, des boissons échauffantes, telles que du café fort, du vin, etc.

Applications abondantes sur les mollets, le dos, le ventre et le larynx, mieux encore sur le cou et les clavicules, afin d'atteindre le mal plus sûrement, parce qu'ainsi l'agglomération des fibrines dans la gorge devient impossible. Pour augmenter encore les chances du succès, on a soin d'attiédir l'air de la chambre du malade par des infusions de tilleul ou de sureau, exposées dans un vase à large ouverture, à proximité du lit. On donne également à boire, soit du lait avec de l'eau tiède, soit des infusions de tilleul ou de camomille. Puis on a soin de tenir le cou chaud au moyen d'éponges que l'on plonge dans de l'eau chaude ; après les avoir pressées convenablement, on les assujettit de chaque côté du cou et l'on renouvelle cette opération fréquemment. Il faut également faciliter la toux et les vomissements, en inclinant le haut du corps de l'enfant en avant. Avec le doigt, on débarrasse la bouche des glaires et, pour faciliter le dégagement, on chatouille la gorge de l'enfant avec les barbes d'une plume. Pour faciliter cette opération, on fait dissoudre une demi-cuillerée à café de poudre d'ipécacuanha dans une tasse d'eau tiède sucrée, et on en donne de cinq en cinq minutes une petite cuillerée à l'enfant, jusqu'à ce que, par des vomissements successifs, la gorge soit entièrement dégagée. Après s'être rendu maître du mal, on renouvelle l'application du Réveilleur, et on a soin de ne pas exposer l'enfant trop tôt au grand air, on entretient, au contraire, la transpiration qui survient, en gardant l'enfant au lit le plus longtemps possible. Par ce procédé, non-seulement on sauve l'enfant de la mort, mais encore il jouit dans la suite d'une santé parfaite.

A Barbo, en Saxe, M. F. B., Baunscheidtiste, a guéri du croup plus de cent enfants de la manière suivante : Il mettait des épithèmes chauds autour du cou de l'enfant, pendant deux heures, ensuite il appliquait le Réveilleur sur le dos, le cou et la poitrine. Si l'enfant refuse de se soumettre à cette opération, il suffit de frotter simplement, mais vigoureusement l'huile sur les parties indiquées ; la peau devenue plus sensible par l'action des épithèmes est saisie par l'action de l'huile au même degré que si elle eût été piquée par le Réveilleur. Si l'on craint une asphyxie, on imbibe l'extrémité de la barbe d'une plume avec de l'huile et on l'introduit le plus profondément possible dans la bouche, opération que l'on répète plusieurs fois afin d'exciter les vomissements. La guérison est certaine. (20 Janvier 1875).

102. **Cuisse** (*Tumeur blanche de la*). — Voyez N° 123.

D

103. **Danse de St-Guy.** — Mouvements involontaires des membres ou parties du corps, des bras, des jambes, des muscles du visage, de la langue et même du corps entier. On a vu des malades danser des heures entières, pivoter sur une seule jambe, faire des sauts prodigieux, dans le sens vertical ou horizontal, etc., et le tout avec une parfaite conscience de leurs actes, c'est ce qui distingue ce mal de l'épilepsie. Il faut également ranger dans la même catégorie, les crampes de la course, où les pieds entraînent le malade à courir malgré lui, l'obligeant à courir des heures entières, jusqu'à ce qu'il tombe exténué de fatigue. Tous ces effets singuliers sont dus à l'irritation des nerfs et ont leur siége dans la colonne vertébrale.

Donc, applications sous les pieds, sur les mollets et le dos, et pour le cas où on supposerait la présence de vers intestinaux, étendre l'application au ventre et à l'estomac. (Comp. N°s 136, 278 et 279). Six gouttes d'huile prises comme purgatif tous les deux ou trois jours, seront aussi d'un effet très salutaire.

104 Danse de St-Guy du visage. - Contraction des nerfs de la face provenant de la moëlle épinière. L'application du Réveilleur de la Vie sous les pieds, sur les mollets, le dos, la nuque et derrière les oreilles, produit un effet merveilleux. (Comp. N°s 89, 103).

105. Dartres (*sorte de Lichen*). — Ce sont de petites ampoules d'un rouge pâle. qui s'étendent en forme d'anneaux et occasionnent des démangeaisons. Lorsqu'elles se gercent ou qu'on les crève en grattant, elles répandent un liquide visqueux qui ronge les contours. Devenue sèche, la peau est rude, farineuse et gercée en divers endroits, *c'est la dartre farineuse.* Les dartres vésiculaires sont plus dangereuses. Les petites pustules, semblables à l'exanthème miliaire, se répandent sur toutes les parties du corps, même sur la figure, rendent une matière visqueuse et corrosive qui, en séchant, forme des croûtes et s'écaille. Les plus dangereuses sont les dartres rongeantes herpétiques ; elles se répandent rapidement par des sortes de herpes crustacées, lesquelles secrètent un liquide rongeur qui produit sur tout son parcours des ulcères et entraînent quelquefois même la mort. Ces dartres ont pour cause soit l'âcreté du sang ou le venin de dartres antérieures ; les impressions violentes, comme la colère, la contrariété, le chagrin ; ou encore des aliments trop échauffants ou irritants, des règles interrompues les hémorroïdes, la constipation, ou une cause héréditaire. L'emploi de l'huile de Croton au lieu de celle de Baunscheidt, ainsi que celle du mercure ou autres drogues du même genre, a plus d'une fois fait naître des dartres dangereuses. Pour obtenir la guérison, il faut d'abord se rendre maître des causes et purifier le sang. Les aliments doivent principalement être composés de légumes, de fruits, surtout de pommes aigres cuites; pour boisson, des infusions de feuilles de noyer (No 426) et du lait. Applications sur le dos, puis autour des dartres et ensuite directement dessus et enduire largement d'huile. Si le mal est opiniâtre, l'emploi de l'onguent de dartres composé par Monsieur Baunscheidt est d'un secours infaillible.

106. Dartres rongeantes. — (Comp. No 105). Une dartre de cette nature peut, en quatre jours, ronger le bout du nez, en huit jours une lèvre.

Nous avons rencontré un malade qui, à l'exception du front et du menton, en avait tout le visage envahi. Le nez était presque détruit, la narine gauche était toute difforme, la cloison des fosses nasales n'existait plus, la mâchoire supérieure était séparée en deux et le palais même en partie détruit. Le malade était déclaré incurable. Il fallut d'abord amollir les croûtes au moyen de cataplasmes, puis on mit des épithèmes de camomille, et enfin on appliqua le Réveilleur de la Vie sur les mollets, le dos, le ventre, et ensuite sur les dartres même. Le résultat de la première application fut prodigieux, surtout sur la figure et les mollets, au point qu'un Baunscheidtiste inexpérimenté n'eut certainement pas osé poursuivre le traitement. La partie inférieure des mollets doubla de grosseur par l'enflure et rendit une telle quantité de pus et de mauvais sang, qu'il fallait être constamment occupé à étancher cette suppuration. Il en fut de même au visage. L'opération générale fut renouvelée excepté sur le visage que l'on se contenta de tenir en contact avec de la vapeur de camomille. Le malade éprouva un mieux sensible qui augmentait de semaine en semaine, et finit par recouvrer, sinon un visage agréable, du moins une santé parfaite. Seulement il retarda sa guérison de quinze jours pour avoir, une fois, pris de l'eau-de-vie par imprudence.

107. Délire furieux. — Lorsqu'il faut employer la force pour maîtriser les malades, faire des applications abondantes et vigoureuses sous les pieds, sur les mollets et le dos. (Voyez N° 251).

108. Descente du gros intestin. — Applications sur le dos et sur le ventre, et autour du gros intestin, à environ trois centimètres de pourtour près de l'anus. L'aide de la main est indispensable pour remettre l'intestin en place ; si la descente est très grave, il faut avoir recours à un bandage. (Voir N° 208).

109. Descente de matrice. — Cette affection est assez généralement occasionnée par l'emploi de médicaments pour provoquer l'apparition des règles, ou par les suites d'un accouchement laborieux ou d'un effort quelconque. Applications sur les mollets, les reins, l'estomac et le ventre. Dans les intervalles, on fait des injections avec de l'écorce de chêne pulvérisée et du vin rouge, afin de resserrer les ligaments de la matrice. Des punctures sur le haut de la surface interne des cuisses, hâtent considérablement la guérison.

110. Diabète. — Les symptômes ordinaires de cette maladie consistent dans la sécrétion d'une quantité extraordinaire d'urine qui peut aller jusqu'à 50 et même 100 litres par jour ; d'autres fois, il se manifeste simplement un changement dans sa composition et elle devient tantôt comme du lait, tantôt comme du vin, ou elle contient une certaine quantité de sucre. La peau devient sèche, le malade est constamment altéré, des douleurs aiguës se font sentir dans le dos, les reins et les hanches, et cet état se termine ordinairement par la consomption et enfin la mort. Applications aux mollets, au dos, aux reins, surtout aux environs des rognons, sur le ventre et la vessie. Les aliments doivent se composer principalement d'œufs et de viandes. Des résultats incontestables témoignent en faveur de l'excellence de ce traitement. A la suite de l'opération, tout le corps doit être frotté deux fois par jour avec une brosse rude, jusqu'à faire rougir la peau ; puis, avant l'opération suivante, être lavée avec de l'eau tiède puis soigneusement essuyée et frottée à sec. Ce procédé doit être suivi régulièrement pendant seize semaines environ, et de préférence au commencement du printemps jusqu'à la canicule ; alors on continue simplement à frotter avec la brosse jusqu'à la fin d'Août, époque à laquelle on recommence les applications, que l'on continue jusqu'aux froids rigoureux de l'hiver. Pour la science médicale, ce mal est incurable.

111. Diarrhée. — Elle provient de refroidissements, principalement de l'estomac et consiste en une abondante évacuation liquide de l'intestin. Applications au dos, au ventre et à l'estomac. Une Dame qui en était affligée depuis onze ans, et qu'une faiblesse extrême obligeait à garder fréquemment le lit, fut guérie après une seule application. On prendra aussi de une à trois gouttes d'huile.

112. Digestions difficiles. — Douleurs d'estomac, appétit nul ou irrégulier. Après les repas, oppression, tension, éructation, flatuosités, aigreurs, plybennie, mauvaise humeur, somnolence ; tous ces malaises ont pour cause : un genre de vie irrégulier, des aliments mal préparés, une vie débauchée, la consommation exagérée de thé ou de café, l'excès de travail intellectuel, des chagrins, la colère, l'onanisme, le déplacement de la goutte ou de rhumatisme à l'estomac. On devra avant tout éviter toutes ces causes, puis faire des applications répétées sur le dos, l'estomac et le ventre ; si les pieds sont froids, également sous ceux-ci et sur les mollets. Décoctions

concentrées d'orge, de riz, d'avoine ou de sage. (Comp.
Nos 146, 431).

113. Dyssenterie. — (Voyez N° 111). La dyssenterie
consiste en crampes convulsives et fiévreuses autrement
dit ténesmes, ou douleurs vives qui empêchent d'aller à
la selle, et non en diarrhée. Les selles causées par cette
excitation ne produisent que quelques glaires, elles deviennent ensuites aqueuses, jaunâtres, verdâtres, noirâtres,
méphitiques, souvent mêlées de sang. Douleurs aiguës et
profondes, tiraillements dans l'abdomen et stranguries à
l'anus. Ce mal provient de refroidissements soit internes,
soit externes. (Nos 395, 74). Si les pieds sont froids, ils
doivent être également soumis à l'application. (N° 354).
La guérison est encore plus prompte et plus radicale, si
l'on fait usage de la soupe suivante prise tiède : prenez
une cuillère à bouche pleine de graines d'ortie ordinaire
(pour enfants la moitié), faites bouillir dans une demi-
chopine d'eau avec du beurre et du sel (N° 474) ; ou bien
faites simplement bouillir dans de l'eau ou du lait, et
faites boire en trois fois. Déjà, en 1811, 1818 et 1819, ce
moyen a parfaitement réussi ; aucun des malades traité
par ce régime n'a succombé.

114. Doigt écrasé. — Sept médecins avaient successivement soigné une personne dont le doigt avait été
écrasé, et finalement ils avaient déclaré qu'il fallait l'amputer. Alors on employa le Réveilleur sur le dos et le
bras, et on oignit abondamment d'huile le doigt malade ;
au bout de quatre jours il était guéri.

115. Doigts (*Inflammation du bout des*). — Les doigts
avaient un aspect effrayant, ayant des ongles et des
ampoules bleues. Applications sur le dos, les épaules, les
bras et les doigts. Envelopper d'ouate et de toile. Remettre toutes les demi-heures de l'huile sur les doigts.
Cinq doigts perdirent leur ongle, mais ils repoussèrent

parfaitement. Pour les aider à repousser dans leur forme primitive, on prit l'empreinte avec de la cire blanche molle, sur l'ongle d'un doigt semblable, et on l'appliqua sur le doigt à la place où l'ongle était tombé, pour protéger le développement de l'ongle naissant.

116. Doigts gelés. — Guéris en 24 heures, par des applications sur le dos, les épaules et les bras, et en imbibant les doigts d'huile et les entourant d'ouate.

117. Doigt (*Ver au*). — On applique un trait de l'instrument sur le doigt malade, on l'enduit chaque jour d'huile et on l'enveloppe d'ouate.

118. Douleurs. — Toute douleur, en même temps qu'elle est la cause d'une souffrance ou d'une altération de la santé, est l'indice de la force vitale. En conséquence, sans être toujours grave, le danger est au moins sérieux, lorsqu'un malade en état de souffrance n'éprouve aucune douleur. Si, par exemple, dans une inflammation les douleurs cessent subitement, c'est un indice que la gangrène est survenue. (Comp. N° 269) Des douleurs aiguës au front, accompagnées de vertiges, dénoncent des embarras gastriques de l'estomac ; des douleurs dans la partie postérieure dénotent l'affluence du sang ou congestion ; des douleurs d'un côté, ou seulement à un petit endroit de la tête, annoncent une affection soit du foie, soit de la rate ou de la matrice ou encore l'hypocondrie ou l'hystérie. Des douleurs dans le voisinage du cœur, par suite d'une légère pression à l'extérieur, et accompagnées de chaleur et de tension, sont, surtout s'il y a de la fièvre, l'indice d'une inflammation soit du bas-ventre ou de la poitrine. Les douleurs occasionnées par les changements de température, sont rhumatismales, soit qu'elles se manifestent au cou, aux bras, aux jambes, entre ou sur les épaules, sur le dos ou aux reins.

E

119. Eaux m'nérales. — Au début, elles engourdissent certaines maladies, mais ne les guérissent jamais. On se convaincra dans la suite que le résultat obtenu par leur emploi n'était qu'illusoire.

120. Electricité. — De même que l'électricité de la foudre anéantit tout être organisé, ainsi la moindre parcelle d'électricité communiquée à un corps animal l'énerve et l'affaiblit.

121. Enfants malades. — Pour les indispositions peu graves, on frotte avec une brosse à habit (propre) les mollets, le dos et les environs du nombril, jusqu'à ce que la peau rougisse, puis on l'enduit d'huile. Pour les enfants très jeunes, l'emploi d'huile pure et simple suffit. Pour les enfants d'un certain âge, on peut sans crainte employer l'instrument sur les mollets et le ventre. Dans quelques cas graves, on donne une goutte d'huile dans un jaune d'œuf bien battu. La guérison est rapide.

122. Enflure ballonnée. — Tuméfactions mielleuses ou graisseuses, plus ou moins grosses et rondes, qui apparaissent sous la peau sans causer de douleurs, au début mobiles au toucher; la tête est surtout leur siége de prédilection. Applications promptes et légères tout autour, et un trait directement dessus; enduire copieusement d'huile. On presse et enlève le pus au moyen d'un linge humide et tiède.

123. Enflure blanche de la cuisse. — Cette affection douloureuse atteint souvent les femmes en couches dans la première semaine qui suit leur délivrance. Elle est causée par des coagulations de sang dans les veines de la cuisse. La circulation du sang étant ainsi interrompue, des sérosités s'amassent dans les tissus cellulaires de la peau. Si alors des vaisseaux viennent à se rompre, il se forme des ulcères, quelquefois en grand nombre, qui accompagnés de frissons fébriles peuvent causer la mort. Des refroidissements avant ou après l'accouchement peuvent causer ce mal, que le Baunscheidtisme dissout promptement. Applications répétées sur le dos et les cuisses.

124. Enflure du visage. — Applications sur le dos, le ventre et derrière les oreilles. (Comp. N° 162).

125. Enflure au genou. — Elle peut être causée par un déplacement de la goutte ou de rhumatismes ; mais aussi par un choc violent ou une chute. Applications d'abord au dos, à la hanche, à la surface interne et supérieure des mollets. A la fin sur l'enflure même et bien recouvrir d'ouate. (Comp. N°ˢ 191, 403).

126. Enflure par suite de tuméfaction. — Applications directes et sur les contours, excepté si l'enflure est au visage. (N° 162). Si le mal persiste, opérer également sous les pieds, sur les mollets, le dos et le ventre. Dans l'intervalle, des traits secs, c'est-à-dire sans huile, sont très-salutaires. — Dans les cas d'hémorragie ou de descente de matrice, il arrive parfois de l'enflure aux parties génitales qui occasionnent de la gène. — On verse deux cuillerées à bouche d'esprit de vin dans un vase de terre ; la malade, bien enveloppée de vêtements longs et aisés ne portant pas sur les parties, se pose au-dessus de ce vase après qu'il a été allumé, de façon que la vapeur enveloppe plus particulièrement les parties souffrantes. Lorsque la flamme s'est éteinte, on serre les vêtements de la malade autour des chevilles des pieds et on la met au lit. Une forte transpiration ne tarde pas à se produire et emporte l'enflure. Si l'on a fait auparavant une application du Réveilleur, la guérison n'en est que plus certaine.

— 41 —

127. Enflure du ventre. — Applications aux mollets, sur les reins, le dos, l'estomac, le ventre et la surface interne et supérieure des cuisses. Une dame déclarée incurable fut parfaitement guérie par ce procédé.

128. Engelures. — La goutte galopante, une enflure qui occasionne une chaleur brûlante, des démangeaisons, des douleurs négligées, forment des abcès quelquefois profonds. Les mains et les pieds passant sans transition de la chaleur à un froid vif sont exposés à ce mal. Applications au dos et sur les enflures même, enduire largement d'huile et répéter l'opération tous les deux jours.

129. Engorgement de mucosités des voies respiratoires ou bronches. — Voyez N°s 179, 225.

130. Engourdissement des membres. — Une simple piqûre sans huile, sur le membre ou la partie du corps engourdie, fait disparaître le mal instantanément. Mais si un affaiblissement des forces vitales en est la cause, alors une application avec l'huile sur le dos et la partie engourdie est indispensable.

131. Empoisonnement par le plomb d'imprimeur. — Les lettres et autres caractères d'imprimerie étant fabriqués avec du plomb, il est évident que les ouvriers sont exposés à respirer plus ou moins de poussière de plomb. Application sur le dos, la poitrine, l'estomac, le ventre et partout où l'effet du poison se produit.

132. Empoisonnement par les médicaments. — Ce fait est très-ordinaire. (Voyez N° 261).

133. Empoisonnement de plomb par le tabac à priser. — Les substances vénéneuses employées pour saucer le tabac augmentent déjà le degré de poison renfermé dans le tabac même, mais si à ces causes l'on ajoute encore l'imprudence de l'envelopper dans des feuilles de plomb, il devient tout à fait dangereux, parce qu'il s'assimile encore le poison contenu dans le plomb. Il produit facilement une paralysie des bras. Dans un exemple précédent, c'étaient les doigts, dans le suivant ce sont les bras : **M. Br. à S' Kt. Th.**, pasteur généralement aimé et estimé, avait, par suite de l'habitude de priser du tabac enveloppé de feuilles de plomb, contracté une paralysie complète des bras. Comme moyen curatif, il serait à désirer qu'on pût d'abord se déshabituer graduellement de l'usage du tabac, ou du moins, que celui dont on fait usage ne soit enveloppé que de papier ordinaire. Ensuite faire des applications sur le dos, la poitrine, l'estomac, le ventre et enfin sur les parties paralysées. (Comp. Nos 325 et 331).

134. Empoisonnement de plomb par la teinture des cheveux. — Les teintures de cheveux, les fards, et bien d'autres substances de toilette, renferment généralement plus ou moins de sucre de plomb, ce qui occasionne souvent, soit des paralysies (N° 133), soit des apoplexies (N° 24), soit des maux d'yeux (N° 509), ou des coliques (N° 14).

135. Enrouement. — Ce mal a généralement son siège dans le bas-ventre ; ainsi, applications au dos, sur le ventre, les clavicules, la nuque et le cou. (Comp. Nos 214, 225).

136. Epilepsie. — L'épilepsie appelée aussi haut mal, consiste en chutes involontaires accompagnées de cris, la bouche est écumante, le pouce serré par les doigts ; c'est une maladie nerveuse causée par des dispositions héréditaires ou par suite d'affaiblissement dû à l'onanisme volontaire (N° 381) ; une frayeur subite, la vue d'une attaque d'épilepsie, des vers Nos 479, 482), la gale (N° 170), des dartres (N° 102) rentrées au lieu d'être guéries, sont autant de causes qui peuvent déterminer cette terrible maladie Pour obtenir la guérison, il est avant tout indispensable d'écarter ou d'éviter les causes. Ensuite applications sur tout le dos, abondantes et vigoureuses sur le ventre, surtout autour du nombril. Après quelques opérations, prendre tous les deux ou trois jours de 3 à 6 gouttes d'huile dans un jaune d'œuf, après lequel on avale un peu d'eau fraîche. (N° 79). Comme ces malades ont généralement un grand appétit, il est essentiel de le modérer ; éviter les aliments venteux, échauffants, le fromage, toute salaison, les boissons échauffantes, café, vin, bière, eau-de-vie, etc. La meilleure boisson est de l'eau fraîche, ou un jaune d'œuf délayé dans une demi-bouteille d'eau. On doit éviter de respirer le parfum des fleurs et toute émotion morale.

137. Epine dorsale (*Maladie de l'*). — Dans le cas par exemple où le malade aurait l'épine dorsale courbée en forme d'S, on fait une application sur la courbure même, au-dessus et au-dessous ainsi que des deux côtés, puis on recouvre d'ouate. Le malade ne doit ni marcher ni rester debout, mais être couché.

138. Eruption. — Se produit sans fièvre par suite d'une altération du sang, de la digestion, des glandes, du foie, etc., etc. Cette affection n'est nullement dangereuse, mais est au contraire la preuve évidente que la force vitale agit pour purifier le sang ; il faut donc venir à son aide avec le Réveilleur de Vie. Application sur le dos et enduire l'éruption d'huile.

139. Eruption à la figure. — (Très mauvaise). Application sur le dos, sur la nuque et derrière les oreilles.

140. Eruption rentrée. — Que ce soit pendant une fièvre nerveuse ou putride, ou une inflammation de poitrine, ou encore pendant les couches, toute éruption qui se manifeste pour disparaître ensuite avant d'avoir eu son plein effet, est toujours dangereuse. Avec la méthode Baunscheidt ce danger n'est jamais à craindre, car si l'éruption avorte, le traitement l'oblige à sortir et s'en rend complétement maître. Traitement comme N° 142.

141. Eruption urticaire. — Cette éruption devient chronique lorsqu'il y a tendance à la récidive. Ce sont de grandes taches rouges dont le centre est blanc et qui produisent des démangeaisons brûlantes, très désagréables, semblables à la démangeaison de l'ortie. Elles disparaissent à la chaleur, mais reparaissent avec le froid, avec ou sans fièvre. Cette affection provient d'un mauvais état de l'estomac ou du cerveau. Applications au dos, sur l'estomac et partout où apparaît l'éruption. Bien couvrir d'ouate hâte beaucoup la guérison. Pour bien purifier l'estomac, on prend de 3 à 5 gouttes d'huile dans un œuf, et de l'eau fraîche par dessus (N° 79), et pour boisson de la tisane d'orge, d'avoine ou de riz.

142. Eruption des vésicules. — C'est une éruption blanche ou rouge, semblable aux grains de millet, se produisant généralement, d'abord sur la poitrine, avec accompagnement de fièvre, respiration plaintive, transpiration, odeur aigre, toux sèche, débilité de la peau, produite par trop de chaleur, soit en couchant sur un lit de plumes, soit par l'usage de boissons échauffantes au nombre desquelles il faut compter le café. La peur, l'angoisse peuvent la provoquer. Éviter la viande dans l'alimentation. Applications au dos, sur la poitrine et partout où l'éruption se produit. La peau doit être fortifiée par des ablutions d'eau tiède. Pour boisson, on prend de la tisane d'orge ou de riz.

143 Erysipèle. — Rougeurs superficielles, brillantes et douloureuses, disparaissant sous la pression du doigt et reparaissant ensuite. Elles changent souvent de place et peuvent dans ces déplacements devenir dangereuses pour le cerveau. Les causes sont : les refroidissements, la contrariété, la colère, la frayeur, la sensibilité de la peau, l'obésité et le lieu atteint d'irritation. Le froid et l'humidité doivent être évités avec soin. La corruption du sang constitue la base de ce mal, c'est donc sur les parties inférieures qu'il faut agir pour opérer une dérivation ; en conséquence, il faut opérer sous les pieds, sur les mollets, le dos et le foie. Sur l'éruption même on fait des ponctures légères et sans huile, puis on recouvre bien d'ouate. On poursuit ainsi l'éruption partout où elle apparait, jusqu'à ce qu'elle disparaisse complètement. Le malade doit garder le lit.

144. Erysipéle de la figure. — Se manifeste assez généralement sur un seul côté du visage, et le plus souvent du côté droit. C'est un déplacement de substances morbides, ordinairement accompagné de maux de tête, de dents ou d'oreilles. Il faut au plus vite attirer le mal aux mollets par une application vigoureuse et abondante, puis bien couvrir d'ouate ; des épithèmes froids et des eaux blanches ou de plomb le transporteraient au cerveau. (Voyez N° 143).

145. Escarres. — Lorsqu'on ferme ces plaies sans discernement et trop promptement, on risque de causer la mort, car les escarres sont des moyens naturels par lesquels la nature cherche à se débarrasser des substances morbides qui compromettent la santé. Il faut donc faciliter ce moyen naturel par des applications sur le dos et autour de la plaie, qui doit être elle-même légèrement enduite d'huile. On pose le membre affecté sur un rond en caoutchouc, ou sur un coussin d'étoffe formant au centre une ouverture assez large pour que la plaie ne repose pas sur le lit.

146. Estomac (*Aigreurs d'*). — Prendre le soir, avant de se coucher, 10 grains de poivre blanc, avec ou sans eau. L'aigreur sera vaincue immédiatement, cependant il faut continuer ce procédé pendant quelque temps. Pour détruire les causes de ce malaise, appliquer le Réveilleur sur le dos, l'estomac et le ventre. L'usage du sucre augmente le mal. (Comp. N°° 131, 148).

147. Estropiée guérie. — On doit toujours poursuivre la maladie qui a fait perdre l'usage d'un membre quelconque et de plus faire des applications sur le dos et le membre souffrant.

148. Estomac (*Douleurs d'*). — Ce mal étant généralement accompagné de froid aux pieds, il faut d'abord opérer sous les pieds et sur les mollets, ensuite sur l'estomac et le ventre. Prendre chaque jour de une à deux gouttes d'huile. (Comp. Nos 354, 87, 185, 395).

149. Evanouissements. — Dans un cas où tous les symptômes pouvaient faire craindre la mort, une faible respiration se produisant seulement de cinq minutes en cinq minutes, l'application vigoureuse du Réveilleur sur la poitrine arracha le malade à une mort certaine.

150. Exzéma. — (Voyez N° 105).

F

151. Facultés intellectuelles développées à l'aide du Réveilleur de Vie. — On comprend que pour que le cerveau soit apte à remplir les fonctions qui lui sont propres, il faut qu'il soit dégagé de toute substance pouvant provenir d'un organe ou d'un membre malade quelconque. A cet effet, on fait des applications sous les pieds, sur les mollets, le dos, la poitrine, le ventre et derrière les oreilles. (N° 113).

152. Fiel (*Secrétion du Fiel interrompue*). — Les vésicules du sang en dissolution parviennent dans le foie où cette dissolution s'achève pour se transformer en fiel. Si cette faculté du foie est affaiblie, le sang ne peut plus se dégager convenablement des substances consommées, de là résultent de nombreuses maladies. (Voyez Nos 379, 167j.

153. **Fièvre**. — Donnez-moi le moyen de créer une fièvre et je guérirai toutes les maladies, écrivit le professeur docteur Harless. Le Baunscheidtisme possède ce moyen et produit ce résultat par une application sur le dos, la poitrine et le ventre. C'est par la fièvre que la force vitale tend à chasser les substances morbifiques du corps. Il faut donc la favoriser et bien se garder de la supprimer. Toute personne atteinte de fièvre doit être couchée, prendre du repos, tant au physique qu'au moral. Elle doit être étendue sur un lit très horizontalement, et boire fréquemment de la tisane d'orge ou d'avoine ; ne prendre que des panades et des pommes cuites. La nourriture entretient la fièvre. La viande est trop échauffante. Le bouillon même doit être très léger. Il faut entretenir un air pur et frais et éviter les courants d'air ; 14 ou 15 degrés de chaleur suffisent. Pas de lits de plumes, mais de simples matelas. Couverture de laine chaude et légère. En cas de constipation, voyez N° 79.

154. **Fièvre froide** (*intermittente*). — Chaleurs et frissons, se produisant à des jours et heures déterminés. L'urine forme un dépôt couleur de brique. Applications au dos, à l'estomac et au ventre. Avec ce traitement, la consomption, l'hydropisie, etc., etc., conséquences ordinaires du traitement médical par la quinine, ne sont pas à craindre. Les causes de ce mal sont : un refroidissement subit par l'usage d'une boisson froide lorsqu'on est en transpiration, ou l'usage des melons, des concombres, etc., etc., ou encore et surtout l'influence d'un air marécageux. Les aliments doivent être fortifiants, s'il n'y a pas d'inflammation, faire usage de vin. Si la fièvre est persistante, chronique, on opère 5, 3 ou 8 heures avant son arrivée sans observer la période de dix jours. Chaque jour on

prend 5 à 6 gouttes d'huile dans un jaune d'œuf ou du bouillon.

155. Fièvre gastrite, bilieuse. — Langue chargée, pas d'appétit, plutôt de l'aversion pour les aliments. Cette fièvre peut être la conséquence de débauches, de l'usage d'aliments indigestes, ou encore d'une trop grande assiduité au travail, d'une vive contrariété, de colère, ou d'un refroidissement. Applications sur les mollets, l'estomac et le ventre ; prendre de la tisane d'avoine ou d'orge, et la santé sera promptement rétablie.

156. Fièvre jaune. — Vomissements noirs particuliers aux côtes des Indes Occidentales jusqu'au 46° degré nord. La face devient jaune, vomissements de matières noires, également évacuées par les selles ; grande frayeur et affaiblissement. Cette maladie est mortelle au même degré que la peste ; elle se produit par contagion et par suite de refroidissement, de relâchement, de faiblesse du foie ou d'infection de l'estomac. Applications au dos, sur l'estomac et sur le ventre, abondantes et vigoureuses sur toute la surface du foie. Boissons comme au N° 155, 3 ou 4 jaunes d'œufs dans du bouillon ou de l'eau, pas de vin, pas de viande, mais beaucoup de lait, de beurre, des fruits cuits. Tout doit être bien salé.

157. Fièvre nerveuse. — Maladie maligne dont les symptômes sont difficiles à constater. Généralement, forte chaleur mêlée de frissons, la tête engourdie, maux de tête, étourdissements, légers tremblements dans les membres, insomnie, rêves. Toute fièvre peut devenir nerveuse par suite de saignées ou si l'on reste exposé à une trop grande chaleur. Applications sous les pieds, sur les mollets, le dos, abondantes sur la poitrine, vigoureuses sur l'estomac et le ventre. Boire beaucoup d'eau, tisane d'orge, d'avoine ou de riz. Un malade atteint de fièvre nerveuse et con-damné par les médecins, s'écriait après la première application : « Oh ! que cela fait du bien ! » Trois jours après il était guéri, et aujourd'hui, après neuf ans, il jouit d'une parfaite santé.

158. Fièvre de poitrine. — Points de côté, pouls agité, langue chargée, figure gonflée, animée et très grande altération. Application au dos et au ventre, et d'abord aux mollets.

159. Fièvre putride. — Cette fièvre est toujours très dangereuse en ce qu'elle détermine une grande faiblesse vitale, parce qu'elle dispose le sang à la putridité. Lorsqu'une personne bien portante pose la main sur la peau d'une personne atteinte de ce mal, elle éprouve une sensation désagréable d'élancements et de brûlure, la transpiration est huileuse, gluante et répand une odeur putride ; l'urine est foncée et épaisse. Ce mal dangereux se manifeste souvent à la suite d'une fièvre nerveuse mal soignée, ou bien elle résulte d'une exposition à une température trop élevée ; elle peut provenir aussi d'un sang impur, ou de l'emploi dangereux du mercure. Il faut donc purifier le sang au plus tôt, observer une extrême propreté ; s'abstenir de viande dans l'alimentation ; prendre pour boisson des tisanes d'orge, d'avoine, de l'eau panée avec un peu de vinaigre ou de jus de citron. Tout doit être pris froid ou tout au plus tiède. Prendre en outre du bon vieux vin blanc, ou du rouge si la diarrhée apparaissait. En recourant au Baunscheidtisme et en faisant des applications aux mollets, sur le dos, l'estomac et le ventre, dès qu'il se manifeste une fièvre quelconque, on n'a pas de fièvre putride à craindre.

160. Fièvre scarlatine. — Cette fièvre est accompagnée de rougeurs écarlates, formant des plaques liées entre elles, sans élévation ; les bords des yeux et des narines rougissent également (quelquefois la langue seule présente ce symptôme), mal de gorge, pouls extrêmement agité. Ce mal, connu depuis le xviie siècle, est contagieux par l'air et souvent mortel dans l'espace de quelques jours. Le médecins ont difficilement raison de ce mal, lorsqu'il est grave, et quand ils y parviennent, ils provoquent souvent l'hydropisie.

Pour le Réveilleur de Vie, au contraire, c'est une bagatelle d'amener promptement une santé parfaite. Applications au dos et abondamment sur l'estomac et le ventre. Mais le plus minime courant d'air peut tout détruire. Les plus grandes précautions sont donc indispensables. (Voyez N° 474).

161. Fièvre urticaire. — Consiste en de grandes tâches rouges avec une marque blanche au milieu ; démangeaisons et brûlures semblables aux piqûres d'orties, disparaissant à la chaleur et reparaissant au froid, avec ou sans fièvre. Cette affection peut être occasionnée par une consommation abusive de fraises, par un sang vicié ou par une maladie du foie ou des reins. Applications au dos, surtout près des reins, aux environs du foie, sur le ventre et les parties souffrantes.

162. Figure enflée. — (Comp. N° 163). Un Monsieur âgé de 60 ans eut, par suite de l'enflure d'un furoncle au visage, les traits tellement déformés que sa tête, garnie de cheveux gris, présentait l'aspect d'une énorme boule. On lui appliqua le Réveilleur de la Vie sur les mollets, sous les pieds, sur le dos et autour de toutes les parties souffrantes. Dix minutes après l'opération, le malade s'écriait avec enthousiasme : « Dieu vous bénisse, car vous m'avez ôté un poids de 1,000 kilogrammes de dessus la tête. » En raison du cas exceptionnel, et le tempérament robuste du malade ne s'y opposant pas, on fit exception à la règle qui fixe à dix jours d'intervalle le renouvellement de l'opération, et dès le troisième une nouvelle opération fut faite, et même, à deux reprises, on fit des ponctures sèches, c'est-à-dire sans huile, sous les yeux où l'enflure avait persisté. Après deux semaines de traitement, le malade était radicalement guéri.

163. Figure gelée. — Une dame et sa fille eurent, pendant l'hiver de 1869, les joues et le front complètement gelés. On appliqua le Réveilleur de la Vie et on enduisit d'huile. Les trois premiers jours, la figure enfla d'une manière effrayante ; le quatrième jour l'enflure commença à diminuer, le neuvième, la figure reprit son aspect ordinaire, et le onzième tout était parfaitement rétabli. En pareil cas, on doit bien se garder d'avoir recours à d'autres traitements.

164. Figure (*Pâleur de*). — Applications au dos et derrière les oreilles. (Comp. Nᵒ 454).

165. Fistule dentaire. — (Voyez Nᵒ 260).

166. Fistule à l'anus. — C'est un abcès ouvert qui doit être traité comme une plaie. (Voyez Nᵒ 28). S'il se trouve dans l'intestin on essaye, par tous les moyens possibles, de le nettoyer et d'y faire parvenir de l'huile. Applications autour de l'anus avec l'huile. Avoir soin d'entretenir une garde robe facile. Après chaque garde-robe on lave avec de l'eau tiède (Comp. Nᵒ 79).

167. Fleurs blanches. — Ce mal, si commun chez les femmes, est en quelque sorte devenu à la mode. Il peut être causé par l'abus de boissons énervantes et affaiblissantes, la répugnance pour des potages réconfortants ou du lait, l'usage trop fréquent du beurre frais, de lard gras, de rester trop longtemps assise, de croiser les jambes, de se vêtir trop légèrement, le refroidissement, l'usage des chaufferettes, la suppression de la transpiration ; à ces causes on peut ajouter la lecture des romans, une vie molle et désœuvrée. Pour obtenir la guérison, il faut d'abord éloigner toutes ces causes. Ensuite, on doit, au moins une fois par semaine, excepté à l'époque des règles, laver tout le corps à l'eau tiède, légèrement savonneuse, puis on applique le Réveilleur sur le dos, sur les reins surtout, sur l'estomac et tout le ventre, et de plus, un trait de l'instrument sur la surface interne des cuisses, à une main environ au-dessous des parties sexuelles, et enfin introduire une goutte d'huile dans le tube urinaire après l'avoir préalablement nettoyé, prenant soin de ne pas effleurer les lèvres extérieures des parties. Cette médication est assez pénible, mais un peu de courage et de persévérance dans son emploi procurera une santé parfaite.

168. Follicules ciliaires. — Abcès induré. (Voyez N°s 173, 28).

169. Foulure des reins. — Application sur les reins, les hanches et la partie supérieure des cuisses.

170. Fourmillement. — L'effet, quoique indolore, en est insupportable, et cause une agitation constante des bras ou des pieds. C'est ce que les médecins appellent jeux de nerfs. Ce malaise provient de la stagnation du sang, de la goutte ou de rhumatismes ; en conséquence, applications aux mollets et sur le dos.

171. Foie (*Maladie de*). — Cette maladie en engendre bien souvent d'autres. On éprouve des élancements brûlants sous la poitrine, vers le dos du côté droit ; cette douleur va de l'épaule droite jusqu'au pied, occasionne la toux, des vomissements, la bouche est amère, les yeux et souvent tout le corps prennent une teinte jaune très-prononcée appelée jaunisse. La privation de boissons rafraîchissantes, eau fraîche, lait, etc., la colère, l'envie, l'usage abusif du café, du vin, de l'eau-de-vie, et même l'emploi des remèdes ordonnés par la médecine ordinaire, peuvent causer cette maladie. Une application faite sur le dos et la surface du foie, au début de la maladie, suffit pour rétablir la santé ; plus tard, il faut opérer sur l'estomac et le ventre, et prendre de 3 à 7 gouttes d'huile dans un jaune d'œuf, puis un peu d'eau fraîche par dessus. (N° 79). Les tisanes d'orge, d'avoine, de riz ou de sagou sont des plus salutaires. (Comp. N° 379).

172. Froid extraordinaire. — Un jeune homme de 24 ans avait les pieds, les mains, les oreilles et le bout du nez constamment gelés. Pendant cinq ans, les médecins l'avaient traité sans le moindre succès ; même en été, le bout de son nez restait glacé. Le 14 Octobre 1856, on appliqua le Réveilleur de la Vie sur les mollets, le dos, le ventre et derrière les oreilles. Ce ne fut qu'après la dixième opération qu'une amélioration se manifesta, mais en Janvier 1857, ce jeune homme était au comble de la joie car il était complètement guéri.

173. Furoncle-Anthrax. — Ce sont des abcès qui peuvent se produire chez des personnes d'une santé parfaite, mais ils sont quelquefois le résultat d'un traitement prolongé par le Baunscheidtisme, c'est comme un achèvement de la purification du sang. (N° 1). Ils se guérissent sans le moindre danger en piquant autour et ensuite directement dessus ; enduire largement d'huile. Après quelques jours, on fait des ponctures sans huile et on pratique une légère incision en croix au milieu, pour faire dégorger le pus. On peut également renouveler chaque jour l'onction d'huile ; il mûrira d'autant plus vite et la guérison en sera plus prompte, mais un peu plus sensible.

G

174. Gale contagieuse. — Elle consiste en de petites pustules bordées d'une rougeur pâle et renfermant un liquide transparent. Ces pustules apparaissent d'abord et surtout entre les doigts, et causent une démangeaison âcre, surtout à la chaleur du lit et au frottement. Cette affection

a pour cause l'altération du sang. Applications sur le dos
et le ventre.

175. Gale rentrée. — Si la gale dont nous venons
de parler ci-dessus est imparfaitement traitée au moyen
de la médecine ordinaire, le virus reste dans le sang et
cause une infinité de maladies.

176. Ganglions. — On appelle ainsi de petites grosseurs ou tubercules, généralement mobiles, de forme ronde
et aplatie, qui se forment sur les mains, les doigts et les
pieds près des tendons. Un trait de l'instrument et une
bonne onction d'huile plusieurs fois répétés le font dissoudre. (Comp. N° 119).

177. Gangrène. — En appliquant le Réveilleur de la
Vie tout autour du membre ou de la partie attaquée par
la gangrène, on forme comme une barrière autour du mal ;
s'il arrive qu'elle est franchie, on en établit une seconde ;
ensuite on fait une application directe sur le mal même
et on enduit largement d'huile. S'il survient des bour-
souflures sanguinolentes, il faut les nettoyer soigneusement.
(Comp. N°º 253, 235).

178. Gangrène ou Nécrose. - Lorsque l'inflamma-
est arrivée à son plus haut degré, ou lorsque la force
vitale du membre blessé est épuisée, la putréfaction approche. On fait alors d'énergiques et abondantes applications autour de la partie infectée, et on répète presque
chaque jour, jusqu'à ce que la vie revienne et que les
chairs mortes soient tombées. Pour la guérison de ce mal
terrible, l'huile Baunscheidt est d'une efficacité extraordinaire, surtout lorsqu'elle est employée abondamment.

179. Genou (*Douleur de l'articulation du*). — Applications sous les pieds, sur les mollets, sur la surface
interne et supérieure des cuisses, sur le dos et ensuite
sur les articulations du genou.

— 55 —

180. Genou fongueux. — Enflure douloureuse du genou ; se guérit facilement par des applications sous les pieds, sur les mollets, sur la face supérieure des cuisses, sur le dos et enfin sur la fongosité même, puis enduire abondamment d'huile.

181. Genou (*Nerf du*) raccourci. — Bien que l'on ne doive toucher aux genoux qu'à la dernière extrémité, ici il faut cependant opérer directement sur les nerfs qui reprendront bientôt leur longueur primitive et le mal sera vaincu.

182. Goître. — Cette affection a généralement une origine scrofuleuse. (Voyez N° 426). Applications directes. Quelques jours après, il se produit une inflammation, puis un suintement de liquide plus ou moins considérable, que l'on doit étancher au moyen de linges posés en plusieurs doubles, ayant soin de les changer à mesure qu'ils deviennent humides. Après 9 ou 10 jours, le goître **aura** sensiblement diminué ; on renouvellera alors l'opération. On peut également renouveler l'onction d'huile une ou deux fois dans l'intervalle des punctures. (Comp. N° 447). Le gros cou se guérit de la même façon.

183. Gorge (*Affection de la*). — Il est toujours prudent de commencer l'application par les pieds et les mollets, ensuite sur le dos, la nuque, le foie, la rate, les clavicules et enfin le cou. (Comp. N°ˢ 241, 239).

184. Gosier (*Inflammation du*). — Dans un cas de cette nature, où la malade était sur le point de mourir, on appliqua le Réveilleur de la vie sous les pieds, sur les mollets, le dos, l'estomac, le ventre, et autour du gosier. Mais les endroits puncturés ne rougissant pas, on recommença l'opération huit heures après et jusqu'à ce que la rougeur désirée apparut. La malade fut sauvée.

De la Goutte dans les différentes parties du Corps

185.— Monsieur Baunscheidt classe cette affection dans la catégorie a, 14, de son grand livre d'instruction, c'est-à-dire qu'il la considère comme un des maux pour lesquels son conseil ou celui d'un Baunscheidtiste expérimenté est nécessaire, parce que le traitement exige de l'expérience et certaines précautions. Par exemple : si la goutte se porte dans les articulations des doigts, on manquerait complètement le but en faisant une application sur les doigts mêmes, parce que le mal ayant sa source dans le dos et le ventre, c'est là qu'il faut le combattre.

La *Goutte* est toujours accompagnée de difficultés digestives, de faiblesses d'estomac, de glaires, ventosités, aigreurs, etc., la vitalité combat ces incommodités, mais le principe nuisible se réfugie dans les articulations et finit par y former ce qu'on appelle des nœuds de goutte. Ce mal a sa source dans les profondeurs de l'organisme. Il se déclare souvent à la suite de refroidissements ou de séjour prolongé dans des endroits humides. Le développement en est également favorisé par les débauches et la volupté. Pour ceux qui ont des prédispositions à cette maladie, tout excès ou intempérance est une lettre de change à échéance plus ou moins rapprochée et qu'il faudra acquitter tôt ou tard.

Les Goutteux ont toujours trop peu de sang, aussi les saignées leur sont-elles particulièrement nuisibles. On a vu des Goutteux se rétablir promptement en quittant des logements humides, ou en cessant de coucher contre des murs humides.

De même que l'humidité, la malpropreté favorise beaucoup la goutte ; il est donc nécessaire de se laver une fois par semaine avec de l'eau tiède légèrement savonneuse, de se frotter ou brosser tout le corps et de porter de la flanelle au moins sur le dos et la poitrine.

La plante des pieds secrète beaucoup de matières ; il faut donc, au moins une fois par semaine, les bien détremper dans de l'eau tiède, ensuite les gratter avec une râpe ou un couteau et porter des chaussettes ou des bas de laine, qu'on changera tous les jours, autant que possible. Les pieds doivent toujours être tenus chauds et secs (232). Lorsque la goutte commence à se déplacer et devient volante, il faut piquer d'abord le dos, ensuite l'endroit du mal, et ne lui laisser aucun repos, c'est-à-dire la poursuivre partout où elle se manifeste jusqu'à ce qu'elle ait abandonné la place.

S'établit-elle dans la tête, dans les yeux, dans les oreilles, ou même dans la poitrine, il faut d'abord agir sur les pieds et les mollets pour obtenir une dérivation, ensuite sur le dos, la poitrine et derrière les oreilles. Si elle résiste à ces moyens, il faut alors, après l'avoir amenée dans un endroit non dangereux, comme les mollets, par exemple, les piquer abondamment sans enduire d'huile. Ainsi, l'application doit avoir lieu, d'abord sur les pieds et les mollets, puis sur le dos et surtout les reins afin de secréter l'aigreur de l'urine, ensuite sur la poitrine, derrière les oreilles et enfin sur les nœuds des mains et des pieds ou des articulations. Les goutteux doivent boire peu de vin, et surtout éviter celui qui est aigre ; avoir soin de se purifier le sang en prenant souvent de la tisane d'orge, d'avoine ou de riz.

La goutte et le rhumatisme ont ensemble la plus grande ressemblance. (Comparez N° 395).

Comme purgatif, on prend, deux ou trois fois par semaine, de 3 à 6 gouttes d'huile de Baunscheidt dans du bouillon, du lait ou de la tisane, (Comp. N° 370, 454, 426).

186. — Applications différentes suivant les cas :

Pour la **Goutte dans les bras**. — Application sur le dos, les épaules et la partie supérieure du bras. (Comp. 185) Avec la goutte ou le rhumatisme dans les bras, il se produit, après la disparition des pustules, de petits corps pointus adhérents à la chair et qui occasionnent de grandes démangeaisons. On peut les tirer avec la pointe d'un canif. (Comp. 185, 395).

187. **Goutte dans les doigts**. — La goutte dans les doigts, surtout à l'extrémité, est une preuve que tout le corps en est rempli. En conséquence, application sur les pieds, les mollets, le dos, la poitrine, le ventre, les épaules, les bras, et enfin sur les doigts. Il va sans dire que l'on n'opère pas sur toutes ces parties le même jour, mais aujourd'hui ici, demain là. (Comp. 185).

188. **Goutte dans le dos**. — (Comparez d'abord N° 185). Tout le dos doit être couvert d'ouate. On attire le mal dans les mollets. Pour atténuer les tiraillements, les douleurs et les crampes, on les couvre avec de l'ouate ouverte, et pardessus deux ou trois couches d'ouate double. Avec un peu de patience on ne tardera pas à éprouver du soulagement.

189. **Enflure de la goutte**. — Application sur le dos. Si l'enflure se trouve au bras, l'application se fera plus *sur* et *entre* les épaules ; si c'est sur les jambes, plus *sur* les *reins* et *hanches* et enfin sur l'enflure même. Si, en pressant l'enfle avec le doigt, la marque reste visible, alors il faut essayer d'expulser le liquide au moyen de piqûres sèches , c'est-à-dire sans huile, et couvrir avec des linges en plusieurs doubles. Si le mal est opiniâtre, alors il faut faire une piqûre chaque jour, bien enduire d'huile, couvrir avec des linges et les changer chaque fois qu'ils sont humides. (Comp. 126, 185) Souvent l'enfle se produit autour des chevilles des pieds, ce qui indique une désorganisation des reins ou rognons. Boire beaucoup

de tisanes de *graines d'orties*, (382, 474), diriger les eaux malsaines vers les reins, qu'on frotte d'huile chaque jour, jusqu'à ce que l'urine devienne plus abondante et dépose des matières.

190. Goutte dans les épaules. — Ce qui indique que le poison est réparti dans tout le dos. — Comme ci-dessus, sans oublier l'ouate. (Comp. N° 185).

191. Goutte dans le genou. — Application sur le dos, les reins, le devant des cuisses jusqu'aux genoux, puis les mollets ; bien couvrir d'ouate et tenir chaudement. La goutte du genou est généralement accompagnée de palpitations de cœur. (69, comp. 185).

192. Goutte dans la hanche. — Application sur le dos, surtout les reins et la hanche. (185).

193. Goutte dans les jambes. — Les jambes étant comme les bras, les branches du tronc, le mal se propage du dos dans les jambes. Application sur le dos, les hanches, le côté interne du haut des cuisses, les mollets et les pieds.

194. Goutte aux mains. — Application sur le dos, (*surtout entre et sur les épaules*), sur les bras, les ou la main et les articulations (185).

195. Goutte aux pieds. — Application sur le dos, les hanches et les mollets, jusqu'à ce que les matières morbides soient expulsées (185).

196. Goutte dans la poitrine. — Application sur les pieds, s'ils sont toujours froids, sur les mollets, puis sur la poitrine. (Comp. 185).

197. Goutte aux reins. — Application sur les mollets, tout le dos et particulièrement les reins (185).

198. Goutte dans la tête. — *Coliques de tête, douleurs ou maux de tête, migraines, douleurs aiguës, maux de dents et d'oreilles.*— Tous ces maux, qui résistent le plus souvent à la médication ordinaire , sont bientôt vaincus par des applications aux pieds, aux mollets, au dos et derrière les oreilles (185).

199. Goutte volante. — Application sur le dos, sur les épaules, puis sur la partie souffrante. (Comp. 185).

200. Graisse (*Affection de*). — Accumulation de graisse, soit générale , soit qu'elle affecte seulement une partie ou un organe quelconque, comme, par exemple, le cœur, les reins, etc. Cette affection est la source de bien des incommodités et produit même souvent la stérilité. Les personnes affligées de cette infirmité sont ordinairement sujettes à des inflammations, érésypèles, furoncles, abcès, ulcères, et finissent assez souvent par la consomption et l'hydropisie. La guérison s'obtient par un traitement persévérant du Réveilleur de la Vie sur le dos et le ventre. En même temps on doit suivre un régime très sévère pour les aliments. Ainsi, on doit s'abstenir de pain, de tout aliment farineux, de beurre , de lait, de toute espèce de graisse, de sucre, de bière, de pommes de terre, ainsi que de porc, d'anguille, de saumon , de canard, d'oie et de pigeon. Tout autre aliment, *même le jambon,* peut être pris en quantité suffisante pour satisfaire les besoins de l'estomac. Le nommé Bauting, qui suivit ce régime, prenait pour son déjeuner et après son dîner, une tasse de thé ou de café léger, avec peu ou point de sucre ni de lait. A chaque repas, il se contentait de deux onces de pain grillé ; avec cela il se donnait beaucoup d'exercice. — Les femmes obtiennent un très-bon résultat en ajoutant une piqûre sur la surface interne et supérieure des cuisses.

201. Gravelle. — (Voyez N° 355).

202. Grippe. — Sorte de rhume de cerveau et de poitrine contagieux. Cette affection est due souvent à un air malsain. Application sur le dos, le ventre, la poitrine et les clavicules. (Comp. N⁰ˢ 445, 392).

203. Grossesse. — Rien n'est plus salutaire pour la grossesse que l'emploi de la méthode Baunscheidt. (N⁰ˢ 135, 4, 275, 226). Tout père de famille devrait, en mariant une fille, ajouter à sa dot un instrument et quelques flacons d'huile Baunscheidt. Si on possède l'instrument, on l'applique sur le dos, les reins et le ventre ; dans le cas contraire , on frictionne ces parties avec une bonne brosse un peu rude, puis on induit d'huile. Pour les femmes délicates, il suffit de se frotter 5 ou 6 gouttes d'huile entre les épaules et 4 ou 5 sur la surface du ventre ; on boira ensuite dans la journée trois verres d'eau soumise à l'ébullition , et à la température tiède, l'accouchement sera ainsi rendu facile et heureux. L'usage du café affaiblit les organes de la matrice, engendre le cancer, l'exanthème miliaire, des crampes, et les enfants naissent maladifs, comme cela se voit malheureusement trop souvent.

H

204. Hanche (*Luxation des os de la*). — Applications sur le dos et la hanche.

205. Hanche (*Tumeur de la*). — Applications sur le dos et la tumeur.

206. Hémorragie. — Abondante et prompte perte de sang provenant des parties supérieures. Application sur le dos, la poitrine, l'estomac et le ventre, également sur les pieds s'ils sont froids, ainsi que sur les mollets. Ce n'est jamais l'état pléthorique, mais une perturbation survenue dans la circulation du sang, une stagnation de ce liquide (N° 418), qui est la cause de cet accident. Un fort torrent circulatoire peut produire une hémorragie foudroyante, une plus faible cause une apoplexie. Il faut donc éviter avec soin tout ce qui est susceptible d'agiter le sang (N° 407), comme par exemple tout aliment ou boissons échauffantes ; les sentiments ou désirs violents ; la haine, la colère, l'envie, etc. L'eau fraîche et légèrement salée calme et rafraîchit ; les personnes prédisposées à ce mal devraient toujours avoir de l'eau salée dans une bouteille bien bouchée.

267. Hémorroïdes. — Les personnes atteintes de cette affection éprouvent de fréquentes douleurs au dos et aux reins ; quelquefois des points volants au bas-ventre, sentiment de plénitude à l'extrémité du gros intestin, constipation, excrétions dures, noduleuses, sensation de pression, de brûlure et de démangeaison dans le gros intestin, transpiration ou éruption partielle, affluence du sang à la tête, aux poumons ou à l'estomac, troubles dans la digestion, maux d'estomac, du foie ou de la vessie, mélancolie, étourdissements, crampes, apoplexie, douleurs au cœur, asthme, phthisie, maux de cou, dartres, etc., etc., De temps à autre, quelquefois toutes les quatre semaines, surviennent des gonflements du vaisseau sanguin centripète dans le gros intestin, il se fait des déchirures et le sang s'échappe avec ou sans excrétions ; mais il peut aussi survenir une hémorragie mortelle. La personne la mieux portante peut contracter cette affection soit par l'usage trop prolongé de siéges rembourrés, soit en prenant des boissons trop échauffantes ou excitantes, du thé, du café, des aliments trop épicés, ou encore des médicaments irritants, par le refroidissement occasionné par un cabinet d'aisance exposé aux courants d'air, si on y fait un séjour trop prolongé, ou enfin par la malpropreté. Une existence mal réglée rend la guérison très-difficile. L'emploi de l'eau froide peut occasionner des rhumatismes. La guérison s'obtient par l'emploi du Réveilleur de la Vie sur le dos, principalement les reins et toute la surface du ventre. Après quelques opérations répétées de 10 en 10 jours, on lave l'anus avec de l'eau tiède, on l'essuie et on y introduit quelques gouttes d'huile. Après deux ou trois jours de ce traitement, on commencera à constater une amélioration notable. L'huile a pour effet de concentrer toutes les matières nuisibles du gros intestin et les repousse vers l'extrémité, où, après trois ou quatre jours, on les enlève en grattant et lavant avec de l'eau tiède légèrement savonneuse. Il va sans dire que cette opération doit être plusieurs fois renouvelée. (Comp. N°ˢ 77, 208).

208. Hémorroïdaux nœuds. — C'est une affection très douloureuse et même souvent mortelle, lorsqu'on a recours à la médecine ordinaire. Le Baunscheidtisme guérit promptement, radicalement et à peu de frais (Voyez N° 207). Après quelques opérations indiquées à ce numéro, on ajoute quelques punctures à la distance d'un pouce autour du nœud. Au bout de vingt à trente heures, de légers élancements brûlants se font sentir dans la veine, c'est une preuve que la vie s'y réveille, que le sang reprend sa circulation ; le nœud se dessèche alors et ne tarde pas à disparaître.

209. Hernie. — La hernie même doit être abondamment enduite d'huile. Dans un cas grave, les médecins ne pouvant parvenir à faire rentrer l'intestin, un charpentier remplit de lait bien tiède une vessie de veau et l'appliqua sur l'intestin (?). Il faut naturellement que le ventre ne soit en aucune façon distendu, pour obtenir la position convenable, on place des coussins sous les épaules et sous les hanches. (Comp. N° 289). Il est également préférable, pour placer les bandages, que la personne soit couchée et non debout.

210. Hernie du sac testiculaire. — (Voyez N° 209).

Un suspensoir de bandagiste est indispensable. Opérer comme au N° 232.

211. Hoquet (*Fièvre accompagnée de hoquet*). — C'est une contraction convulsive de l'estomac et du diaphragme, provenant de réplétion, d'aigreurs, de refroidissements, qui se dissipe ordinairement seule, mais peut aussi devenir une crampe poignante, se prolongeant plusieurs jours, et même des semaines ; on l'a vue se produire de 15 à 27 fois en une minute. Si le hoquet survient pendant une fièvre, c'est l'indice d'un danger mortel, dénotant toujours une inflammation interne. Le hoquet ordinaire cesse facilement au moyen d'un morceau de sucre avalé après l'avoir fait fondre dans la bouche. Le hoquet persistant et dangereux cède à une application sur le dos, l'estomac et le ventre.

212. Huile falsifiée. — Voyez N° 383.

213. Hydrophobie. — Application dans le plus bref délai possible autour de la morsure, 1 ou 2 traits sur la plaie même et enduire amplement d'huile. Ensuite, même application sur le dos, puis prendre de 3 à 5 gouttes d'huile dans un jaune d'œuf. (Voyez N°ˢ 79, 272).

214. Hydropisie. — Lorsque quelque partie du corps est boursouflée et distendue, que la sécrétion de l'urine diminue, que la pression du doigt produit une cavité, on peut en conclure qu'il y a hydropisie. L'hydropisie du ventre est manifeste lorsque, posant la main à plat sous un côté du ventre, on frappe avec l'autre sur le côté opposé, et que l'on sent le liquide se déplacer. L'hydropisie de poitrine cause de l'oppression ; souvent le malade se réveille la nuit prêt à suffoquer et cherche l'air en ouvrant la fenêtre ; les yeux sont entourés de gonflements. L'hydroderme, ou hydropisie de la peau, se reconnaît au creux que le doigt imprime à la peau par la pression. —

Généralement, ce mal se produit à la suite d'une maladie de foie, des reins, de refroidissement, de rhumatismes, de la goutte, de la scarlatine, d'éruptions rentrées, le manque d'eau fraiche, ou l'abus de vin, d'eau-de-vie et de café. Application sur tout le dos, principalement sur les reins, le foie et le ventre. Pour l'hydrolerme, on fait de vigoureuses et abondantes piqûres sans huile ; par ce moyen, le liquide s'écoule comme d'un tamis. Si l'on applique sur les parties gonflées des linges en plusieurs doubles et qu'on les serre au moyen de bandes, on peut prolonger la sécrétion. Les linges doivent être souvent renouvelés et les punctures répétées. La sécrétion de l'urine est utilement stimulée par la tisane de graines d'orties. (N° 474).

215. Hydropisie du cerveau. — Un cas de cette nature fut radicalement guéri par des applications sur les mollets, les reins et entre les épaules.

216. Hydropisie du cœur. — Une malade, déclarée incurable par les médecins, fut radicalement guérie par le Réveilleur de la Vie, d'après l'attestation officielle du 18 Juin 1871.

217. Hydropisie des ovaires. — La guérison de cette maladie est la preuve que l'effet du Baunscheidtisme agit jusque sur les parties les plus profondes du corps humain. Applications sur les mollets, le dos, le ventre et la surface interne et supérieure des cuisses. La maladie se manifeste d'ordinaire peu de temps avant ou après l'apparition des règles. Elle peut être causée par l'épuisement provenant de nombreux accouchements, ou par la surexcitation de l'organe sexuel non satisfait. Il se forme presque toujours, du côté droit, au dessous du bas-ventre, une enflure d'où partent des élancements légers et perçants qui causent comme un sentiment de pression ou de pesanteur. Le bas-ventre ne se gonfle que d'un côté ; l'enflure se déplace sous la pression de la main. Si la malade se tourne rapidement d'un côté sur l'autre, elle éprouve comme la sensation d'un corps froid tombant d'un côté sur l'autre. La malade ressent quelquefois aussi de l'engourdissement et même des douleurs dans la cuisse du côté malade ; elle éprouve des envies de vomir et des vomissements , et de fréquents besoins d'uriner, mais l'émission de l'urine est toujours pénible et presque insignifiante, puis encore de la constipation et des ventosités, preuves d'hydropisie complète (N° 214), il y a aussi enflure de l'organe sexuel et des os articulaires. La guérison s'annonce par la formation de grosses et nombreuses ampoules remplies d'eau et d'abondantes sécrétions d'urine, que l'on obtient par l'usage fréquent de la graine d'orties (N° 474). Puisque la science médicale elle-même déclare cette maladie incurable, on ne doit pas s'étonner de la longueur du traitement et de la persévérance qu'il faut apporter à le suivre. La malade doit même s'attendre à souffrir diverses incommodités , surtout pendant les dix premiers jours. Une personne atteinte de cette maladie m'écrivait le 19 Juin 1868 : « Mille et mille actions de grâces à Dieu, pour l'incomparable découverte du Baunscheidtisme, et votre bienveillant et heureux concours. » — Cette dame, qui avait enduré pendant huit années des souffrances constantes et aiguës, jouit maintenant d'une santé parfaite. Elle attribue aussi une grande efficacité à l'emploi de l'huile qu'elle prenait à la dose de trois à cinq gouttes, à des intervalles de dix à quatorze jours, dans un jaune d'œuf suivi d'eau fraiche. (N° 79).

218. Hydropisie de la poitrine. — (Voyez N° 214).

219 Hydropisie du péricarde ou enveloppe du cœur. — De fréquentes saignées, une inflammation des poumons mal soignée, l'emploi des médicaments de la médecine ordinaire, peuvent engendrer cette affection dont les symptômes ordinaires consistent en battements de cœur agissant sur toute la poitrine, et accompagnés de défaillances et d'angoisses excessives. (Traitement comme au N°⁵ 70, 214).

220. Hypocondrie. — Quel-qu'en soit le sexe (N° 221), les personnes atteintes de cette maladie ont de fortes prédispositions aux souffrances nerveuses ou aux crampes (N°⁵ 85, 279). Grandes variations dans le caractère, contradictions, inclinations à une grande tristesse passant brusquement à une gaîté extravagante ; les malades ont des visions et s'imaginent avoir toutes les maladies. Dispositions aux ventosités, constipation, aigreurs, l'urine est claire et incolore. Cette affection n'est autre chose qu'une maladie nerveuse de l'estomac et du ventre prenant son origine dans le dos. Donc, applications d'abord au dos, ensuite sur toute la surface de l'estomac et du ventre. Moins on aura absorbé de médicaments, plus la guérison sera prompte. (Comp. N°⁵ 251, 254).

221. Hystérie. — (Voyez N° 220). L'hystérie est généralement accompagnée de fleurs blanches (N° 167), et de règles irrégulières (N° 376).

I

222. Imbécillité par suite de maladies. Vaccin. — Application selon la maladie qui l'aura provoquée, ensuite comme au N°⁵ 251, 257, 254, 255, 479.

223. Impotence. — L'impuissance de l'homme, autrement dit infécondité, provient souvent de débauches, mais elle peut aussi être occasionnée par la goutte ou des rhumatismes de l'estomac. On la guérit en rétablissant l'activité de l'estomac et de l'intestin. Ainsi, applications sur le dos, l'estomac et le ventre. L'usage des spiritueux, vin, eau-de-vie, café, etc., doivent être soigneusement évités ; en revanche, on prendra des aliments fortifiants, de bons consommés, de la viande, des œufs, des huitres, des escargots, du chocolat, du salep, et surtout on observera une continence parfaite.

224. Incapacité de penser juste. — Par suite d'une application trop prolongée à des travaux intellectuels, il peut arriver qu'un homme se trouve subitement atteint d'une sorte de paralysie de la pensée. Dans ce cas, applications vigoureuses et abondantes sur le dos et un ou deux traits derrière les oreilles, puis enduire largement d'huile. Le jour suivant, après un espace de vingt-quatre heures environ, le cerveau se dégagera et les facultés intellectuelles reprendront leur cours, si toutefois le malade jouit d'autre part d'une bonne santé. (Comp. N° 385).

225. Indurations. — Sur les indurations, même anciennes et accompagnées d'amas d'eau, on lance, selon la grosseur, un ou plusieurs traits de l'instrument. Il en résultera une inflammation suivie d'un suintement d'humeur qu'on étanche au moyen de linges posés en plusieurs doubles. On répète l'opération jusqu'à ce que le mal ait complètement disparu. Si le suintement cesse avant le dixième jour, on fait une nouvelle onction d'huile, et le dixième jour on recommence les ponctures.

226. Infécondité. — Applications du Péveilleur sur le dos, le ventre et la partie interne et supérieure des cuisses. (Comp. N°s 61, 200, 167, 376, 293).

227. Inflammation. — Des rougeurs, enflures brûlantes et douloureuses extérieurement, ou un dérangement intérieur accompagné de fièvre et d'urine rouge, nécessitent une ou plusieurs applications d'abord autour du mal, puis ensuite directement dessus.

228. Inflammation de l'articulation de la hanche. — Dans le cas qui nous a été soumis, la jambe était complètement paralysée et même raccourcie. Après une année d'application du Réveilleur sur le dos et l'articulation de la hanche, la guérison était complète.

229. Inflammation du cerveau. — Les symptômes de cette affection sont les suivants : Somnolence, propos incohérents, fièvre, affluence du sang à la tête et à la poitrine, la figure et les yeux rouges et gonflés, le front brûlant, les pulsations des veines du cou sont visibles ; le malade porte souvent les mains à la tête, éprouve des vertiges, comme des roulements au sommet de la tête, les pieds sont ordinairement froids. Applications sous les pieds, sur les mollets, le dos, la nuque et derrière les oreilles. Si une amélioration sensible ne se produit pas promptement, on renouvelle tous les trois jours les opérations jusqu'à ce que les pieds conservent la chaleur naturelle.

230. Inflammation du cœur. — Le malade éprouve une grande anxiété, les mains et les pieds sont froids, une compression douloureuse se fait sentir dans la région du cœur. Applications sous les pieds, sur les mollets, le dos, la poitrine, et particulièrement aux environs du cœur. (Comp. Nos 68, 367).

231. Inflammation de la peau par suite de refroidissement. — Application sur le dos, autour de l'inflammation et plus tard directement dessus.

232. Inflammation des testicules (*Hydrocèle*). — Applications sur le dos et la surface interne supérieure des cuisses. Couvrir d'ouate ou mieux avec du linge souple plié en plusieurs doubles pour recueillir les suintements. Du troisième au cinquième jour, on lave les parties avec de l'eau tiède légèrement savonneuse, et le dixième on répète les piqûres.

233. Insomnie. — Au moyen du Baunscheidtisme, elle disparait au bout de huit à dix jours, quand même on en aurait souffert depuis dix ans. L'irritation nerveuse, le chagrin, les inquiétudes, la constipation sont contraires au sommeil. Manger des œufs durs, du fromage, ou autres aliments lourds le soir, empêche également de dormir. Le café, pris le soir, cause également l'insomnie. Se peigner les cheveux avec quelque énergie favorise au contraire le sommeil.

234. Intestin (*Corps étranger dans l'*). — Il y avait onze ans que Mademoiselle K. H. de M. K S., souffrant d'affreux maux de dents, avala par mégarde, en mangeant, un osselet d'un certain volume. Pendant tout ce temps, elle éprouva des douleurs aiguës du côté droit dans les reins. Plusieurs médecins furent consultés, leurs ordonnances exécutées. Sangsues, ventouses, onguents, vésicatoires, onguents de toutes sortes furent employés, mais sans produire aucun soulagement. Cinq jours après l'application du Réveilleur sur le dos et le ventre, accompagnée de trois gouttes d'huile prises dans un jaune d'œuf suivi d'eau fraîche, l'osselet, enveloppé d'une peau, fut évacué avec du sang et du pus sans causer la moindre douleur, et sans laisser aucune trace dans la suite des souffrances qu'il avait si longtemps occasionnées. Celui qui écrit ces lignes a vu l'osselet et connaît la personne qui en a souffert pendant onze ans.

J

235. Jambe atteinte de gangrène. — Dans le cas qui nous a été soumis, la jambe était considérablement enflée et dure comme une pierre. Le médecin avait déclaré l'amputation inévitable à cause des progrès rapides qu'avait fait la gangrène. Le lendemain d'une application abondante et énergique du Réveilleur sur le dos et la jambe, le malade éprouva une amélioration sensible, et après quatre mois de ce traitement, sa jambe était parfaitement guérie. — Pesth, en Hongrie, le 5 octobre 1863.

236. Jaunisse. — Cette maladie provient d'un obstacle à la sécrétion du fiel dans le foie, lequel se trouve par suite dans une sorte de relâchement ; elle est ordinairement causée par le mauvais état de l'estomac. Applications sur le dos, tout le ventre et les environs du foie. On se trouve très bien de boire de l'eau fraîche et du bon vin. (Comp. N°s 379, 156, 171, 152). Après la première application, le ma'ade doit prendre, pendant quinze jours, matin et soir, un œuf cru bien délayé dans un verre d'eau fraîche. Deux œufs délayés dans un verre d'eau et qu'on prendrait trois ou quatre fois par jour, produiraient un effet bien plus sensible encore. Ce moyen ne saurait être assez recommandé à toute personne atteinte de la jaunisse ou d'une affection quelconque du foie. — Extrait d'une lettre du 16 mai 1875.

L

237. Lait (*Stagnation du Lait*). — Une application légère sur le haut du dos y remédie promptement. (Comp. N° 361).

238. Langue (*Maladie de la*). — Dans un cas où les médecins avaient déclaré qu'une opération était inévitable, une application du Réveilleur sur les pieds, les mollets, le dos, la nuque, derrière les oreilles, de chaque côté du cou et sur la racine de la langue, amena une guérison complète.

239. Langue (*Mutisme*). — L'apoplexie, l'hystérie, des crampes, des rhumatismes au cou, une fièvre de nerfs, mettent quelquefois dans l'impossibilité absolue d'articuler une parole. Applications d'abord sous les pieds et les mollets, si les pieds sont froids ; ensuite sur le dos, la nuque, le cou, le dessous des mâchoires et la racine de la langue. Prendre trois gouttes d'huile sur un petit morceau de sucre et l'avaler doucement. La guérison ne se fera pas attendre.

240. **Langueur**. — Cette maladie provient souvent de l'absorption des médicaments de tout genre que la médecine ordinaire impose à ses malades. Applications sur le dos, l'estomac et le ventre, puis prendre de une à sept gouttes d'huile dans un œuf mollet, avec un verre d'eau fraîche pardessus. Au moyen de ce traitement, les organes affectés par le poison des médicaments se trouvent purifiés et la santé se rétablit promptement.

241. **Larynx** (*Affection du*). — La phthisie de la gorge a généralement son siège dans le bas-ventre. C'est pourquoi il faut opérer sur cette partie. Si les pieds sont froids, on commence l'application par là, ensuite sur les mollets, le dos, le ventre, très-abondamment sur la nuque, et enfin un trait de chaque côté de la gorge. Les causes de cette affection sont : tantôt un rhume négligé, un rhume de cerveau, les écrouelles, la concupiscence, la goutte, des rhumathismes ou du refroidissement. Les symptômes sont ceux d'un rhume accompagné d'enrouement, d'expectoration, sensation de brûlure et de lancements dans la trachée-artère, la moindre pression y cause une vive souffrance, ensuite vient la suppuration, la fièvre de consomption et enfin la mort. (Comp. N° 183).

242. **Lépre**. — Dans cette affection, la peau est tuberculeuse, tuméfiée par des croûtes superposées suppurant de place en place et des ulcères profonds et extrêmement douloureux. Cette maladie, peu commune aujourd'hui, se présente rarement dans toute son intensité. Applications

sur le dos, la poitrine et le ventre, quelle que soit la partie affectée par la lèpre. Si elle se trouve au visage, on opère alors sur le dos et derrière les oreilles.

243. Léthargie. — Quelle horrible situation que celle de se trouver enterré vivant. Que l'on s'imagine le supplice d'un homme revenant à la vie et se sentant étroitement serré dans un cercueil, couvert de plus de 500 kilog. de terre et ayant de l'air respirable pour deux heures au plus. On a eu des exemples de tétanos causant la léthargie, non-seulement pendant trois ou quatre jours, mais jusqu'à huit jours et même huit semaines. Avec le Réveilleur on n'a plus à craindre un semblable malheur. On l'applique dix, quinze, vingt fois sur la région du cœur, le premier, le deuxième et le troisième jour, puis on enduit abondamment d'huile. Si, après cette épreuve, aucune rougeur n'apparaît à la surface de la peau, on peut être certain que la vie a réellement abandonné le corps. Mais s'il y a encore une étincelle de vie dans le sang, elle sera certainement ranimée par cette opération, et la léthargie, si profonde qu'elle soit, sera vaincue. En cas de syncope, d'asphyxie, de noyade, etc., etc., voire même d'agonie, il faut toujours commencer l'application par la région du cœur, ensuite les mollets et le dos. (Comp. N° 233).

244. Luette (*Accident de la*). — Accompagné de maux de gorge et d'enrouement ; si le mal ne provient pas du bas ventre, il disparaîtra par une application sur le dos, la nuque et quelques traits de chaque côté du pharynx. (Comp. N° 183).

245. Lunettes Conserves. — Elles sont utiles lorsque la vue est réellement altérée ou défectueuse ; mais elles sont nuisibles pour quiconque en porte par genre, car bientôt elles deviennent indispensables ; témoin les opticiens ou oculistes qui en portent d'ordinaire et n'en voient pas mieux pour cela. Avec le Réveilleur elles sont complètement inutiles. (Voir N°° 539, 522).

246. Luxation des articulations. — Applications entre et sur les épaules, sur l'articulation et la partie supérieure du bras. Ainsi de même dans d'autres cas semblables.

M

247. Mâchoire (*Crampes de la*). — Serrement convulsif de la bouche, ou l'opposé, c'est-à-dire l'impossibilité de pouvoir la fermer. Dans les deux cas, appliquer vigoureusement de quatre à six fois le Réveilleur de la Vie sur les mâchoires à partir des oreilles, et enduire largement d'huile. Ces crampes sont souvent l'avant-coureur du tétanos ou crampe mortelle, on agirait donc sagement en appliquant en même temps le Réveilleur vigoureusement sur le dos, la poitrine et les mollets. (Comp. Nº 85).

248. Maigreur chronique. — Cette affection se manifeste le plus ordinairement chez les enfants. On remarque que la maigreur est accompagnée d'affaiblissement ; l'enfant devient boursoufflé, l'abdomen enfle et durcit ou paraît bosselé au toucher ; il se montre avide d'aliments lourds et indigestes, et témoigne en général de la répugnance pour les potages et les mets légers. Il est sujet tantôt à la diarrhée, tantôt à la constipation. Les principales causes de cet état sont : une mauvaise nourriture ou un excès d'alimentation, ou encore la malpropreté et le défaut d'exercice. Au lieu d'aliments lourds et indigestes, il faut au contraire donner des soupes d'orge, d'avoine, de riz : pour boisson de l'eau fraîche avec du lait, ou un jaune d'œuf délayé dans de l'eau ou du lait. Applications comme au Nº 454.

249. Mains gelées. — Applications sur les épaules,

puis enduire souvent et avec abondance les mains d'huile et les envelopper d'ouate.

250. Mal de mer. — Tout balancement, bercement ou vacillement occasionne d'ordinaire des étourdissements, des évanouissements et des vomissements. Celui qui, avant de s'embarquer, prend la précaution de se faire appliquer le Réveilleur sur les mollets, le dos, l'estomac et le ventre en est exempt, et celui qui en est atteint en sera promptement délivré s'il recourt à ce moyen. La position horizontale est la plus favorable. Tout navigateur devrait se pourvoir d'un instrument et de quelques fioles d'huile.

251. Maladies de l'âme. — Voyez N° 151. Applications sur les mollets, le dos, le foie et la rate. Une dame qui, en 1885, était atteinte d'une mélancolie effrayante, est encore aujourd'hui en parfaite santé et se réjouit de la vie.

252. Maladies des cheveux. — Souvent il arrive que le cuir chevelu est atteint de rhumatisme ou de goutte ; le malade éprouve comme le poids d'une coiffure de fer sur la tête. Les pellicules squammeuses qui se détachent de la peau ne suffisent pas pour éliminer les substances morbides qui attaquent la racines des cheveux, lesquels finissent par tomber et présentent une nudité désagréable. On doit commencer par nettoyer la tête avec de l'eau tiède légèrement savonneuse ; puis on fait des applications sous les pieds et sur les mollets, afin de dégager la tête, ensuite sur le dos et derrière les oreilles, puis on enduit la tête d'huile tous les trois ou quatre jours. L'effet de cette médication cause une certaine sensibilité, mais le mieux se manifeste de jour en jour. On a soin de débarrasser la tête des croûtes qui s'y forment en la lavant avec de l'eau tiède légèrement savonneuse, et l'on enduit d'huile à nouveau. Les cheveux ne tarderont pas à reparaitre et à repousser avec plus ou moins de vigueur.

253. Maladie des os. — Plaies et ulcères attaquant jusqu'aux os. L'emploi de tout onguent ou pommade aggrave le mal chaque jour, jusqu'à ce qu'on soit obligé de recourir à l'amputation. Lors même que tous les médecins du monde auraient prononcé sur l'incurabilité de ces plaies, quel qu'en soit le nombre, on doit s'attacher à l'espoir d'une guérison complète si on exécute consciencieusement le traitement suivant : Si les chairs sont bordées de chairs mortes, on les enduit d'huile après les avoir très légèrement lavées avec de l'eau tiède. La chair morte disparait et la plaie se purifie. Alors on fait des applications sur le dos, l'estomac et le ventre, afin de guérir le tronc, duquel les bras et les jambes sont les branches. Puis on fait de légères ponctures autour des plaies et on les enduit bien d'huile. Les plaies elles mêmes doivent être légèrement enduites. Il faut s'attendre à éprouver, pendant deux ou trois heures, des douleurs assez vives par suite de la lutte qui s'établit entre l'huile et les substances malsaines qui s'écoulent bientôt en pus, le sang incolore et les substances pharmaceutiques et autres, accumulées depuis des années. Le malade ne tarde pas à jouir d'un sommeil paisible. Si le venin s'est creusé des conduits ou fistules, on y introduit de l'huile au moyen d'un petit pinceau ou de la barbe d'une plume. Après quatre ou huit jours, on renouvelle les ponctures autour des plaies et on les enduit d'huile. Le dix ou onzième jour on répète les ponctures sur le dos, etc. On continue ainsi jusqu'à parfaite guérison. Le pus naturel étant le meilleur baume pour les plaies, il ne faut donc jamais l'enlever complètement. On nettoie les plaies avec de l'eau tiède et on les panse deux fois par jour avec de la toile qu'on enduit de saindoux pétri dans de l'eau tiède, afin d'éviter que les linges ne se collent sur les plaies. L'eau-de-vie, le fromage, la chair de porc, le beurre frais et toute espèce de salaison doivent être évités. Les repas doivent se composer d'aliments et de boissons propres à purifier le sang. (Voyez Nᵒˢ 235, 395, 405).

254. Maladie intellectuelle causée par le refroidissement habituel des pieds. — Le froid aux pieds dénote l'affluence du sang ou de matières nuisibles vers la tête et la poitrine ; par suite, les facultés intellectuelles peuvent se trouver atteintes ou altérées. En 1863, une Dame se trouva atteinte d'une affection mentale si violente qu'on fut obligé de lui lier les pieds et les mains. Aucun médecin n'eut l'idée de s'assurer de l'état de ses pieds. Un Baunscheidtiste les visita et les trouva glacés. Il appliqua le Réveilleur sous les pieds, sur les mollets, sur le dos et le ventre ; huit heures après les pieds commencèrent à se réchauffer et la malade se calma. Après chaque opération, le mieux fit des progrès sensibles jusqu'à parfaite guérison. Un Monsieur qui fut guéri d'un mal semblable en 1864, termine le récit de sa guérison en disant : Le Réveilleur est un moyen des plus efficaces pour chasser les idées de suicide. Que celui à qui la vie parait à charge prenne, au lieu de pistolet, le Réveilleur de la Vie, car il réveille bien réellement le désir de vivre et procure la santé au corps et à l'âme. O combien de malheureux aliénés pourraient, par ce simple traitement, être rendues à la Société et faire des maisons d'aliénés des établissements inutiles.

255. Maladie par le tabac. — L'abus du tabac et surtout des cigares, engendre souvent la mélancolie. Les malades se plaignent souvent de vertiges, d'inquiétudes, de serrements de cœur, d'insomnie, de tremblement des membres ; les digestions sont pénibles et les travaux d'esprit difficiles ; le teint prend une teinte brune. Si on renonce à l'usage du tabac, tous ces symptômes disparaissent graduellement. Applications sur le dos, la poitrine, le ventre, la région du cœur et derrière les oreilles.

256. Maladie d'urine. — Applications sur le dos et principalement les reins, sur le ventre et surtout la vessie. Dans des cas graves, ajouter la surface interne et supérieure des cuisses.

257. Maladie par le vaccin. — Voyez N° 479.

258. Matrice (*Dérangement des fonctions de la*). — Voyez N°s 221, 108. Inflammation douloureuse, le ventre brûlant. Applications sur le dos, particulièrement sur les reins, le bas-ventre et un ou deux traits sur la surface interne et le plus haut possible des cuisses, plus une ou deux gouttes qu'on introduit dans le col de la matrice.

259. Mauvaise mine. — Applications sur le dos, l'estomac, le ventre et derrière les oreilles.

260. Maux de dents. — Les plus fréquents et les plus douloureux de tous les maux. Il arrive souvent que des jeunes gens vigoureux en sont atteints par suite de l'affluence de sang vers la tête et des pieds habituellement froids. On applique le Réveilleur sous les pieds et sur les mollets, puis on fait deux ou trois traits sur les gencives et on laisse le sang s'écouler naturellement, et le mal disparaît promptement. Le plus souvent, les rhumatismes sont la cause de maux de dents. Un trait sec, c'est-à-dire sans huile, sur les lèvres à l'endroit de la dent souffrante, ou plusieurs traits, s'il y a plusieurs dents malades, et la souffrance cesse instantanément. Mais si elle persiste, alors il faut agir avec plus de vigueur et appliquer le Réveilleur, sous les pieds, sur les mollets, le dos et derrière les oreilles. Ici on lance très-légèrement un ou deux traits derrière et le plus près possible de l'oreille, puis on enduit d'huile toute la surface non couverte de cheveux, derrière et jusqu'au bas de l'oreille. Si l'on souffre des deux côtés, il faut naturellement opérer aux deux oreilles. Généralement, le deuxième jour après l'opération, les oreilles enflent, rougissent et deviennent raides, mais peu douloureuses ; cependant, la nuit, on ne sait trop comment poser la tête sur l'oreiller, mais vers le troisième jour, toute douleur disparaît. Il se forme derrière les oreilles des poches de pus, que l'on enlève en les pressant légèrement avec du linge fin. Au bout de quatre ou cinq jours, on lave le tout avec de l'eau tiède légèrement savonneuse. Après l'opération, les maux de dents cessent presque immédiatement ou s'amoindrissent d'heure en heure, ils se font quelquefois sentir un moment pendant la nuit suivante, mais pour disparaître bientôt définitivement. Si la tête ou le corps sont affectés de rhumatismes, il faut renouveler l'opération le dixième jour, l'effet sera le même, mais plus lent, et les éruptions seront de moins en moins fortes à mesure qu'on marchera vers la guérison.

261. Médecines (*Effets de certaines*). — Certains médicaments laissent dans le corps des dépôts nuisibles et pendant un temps on reste plus ou moins souffrant. Il est telles poudres qui laisseront des traces plus de dix ans après avoir été administrées. Chez un malade qui avait vainement demandé la guérison à la médecine ordinaire, et qui ne dut le rétablissement de sa santé qu'à l'emploi du Réveilleur de Vie, la transpiration, l'urine, les éruptions avaient l'odeur des emplâtres et onguents qui lui avaient été administrés plusieurs années auparavant.

262. Mélancolie. — Voyez N°s 251, 257, 254, 220.

263. Mélanictère, ou *Jaunisse au plus haut degré*. — Le teint devient brun foncé, comme noirâtre. Interruption des fonctions du fiel, altération du foie, épanchement de la bile dans le sang, accidents qui se terminent généralement par l'hydropisie. Comme au N° 236, mais avec vigueur et abondance. Prendre force jaunes d'œufs délayés dans du lait.

264 **Mémoire affaiblie**. — Applications sous les pieds, sur le dos, les épaules et derrière les oreilles. (Comp. N° 385.

265. **Méningite cérébrale**. — C'est une forte inflammation du cerveau, de la gorge et des poumons. Donc, applications sur le dos, la nuque, la poitrine et derrière les oreilles. Boissons rafraîchissantes d'orge ou autres.

266. **Menstrues dérangées**. — Voyez N° 405.

267. **Mercure** (*Empoisonnement par le*). — Le mercure est un des plus terribles poisons et la médecine devrait se faire conscience de l'administrer encore aujourd'hui, sous quelque forme que ce soit. Certaines maladies peuvent, il est vrai, être enrayées par ce moyen, mais le malheureux patient est complètement empoisonné et réduit à la plus misérable infirmité. Le malade dont il est question dans ce rapport avait pris, en l'espace de quatre ans, par l'ordonnance de son médecin, plus de quatre livres de mercure. Aussi il en éprouva les douleurs les plus horribles. L'épine dorsale, les clavicules, les genoux, les articulations, les hanches, les pieds, surtout les talons, étaient extrêmement boursouflés. Ce ne fut qu'après la quatorzième application sur les mollets, le dos, les hanches, la poitrine et le ventre qu'il se sentit délivré de toute souffrance et en état de se servir de ses membres. Les doreurs au mercure sont très exposés à ces accidents. Ils devraient, après s'être servi de mercure, se faire appliquer le Réveilleur sur le dos, l'estomac et le ventre, et prendre de 3 à 5 gouttes d'huile. (N° 79).

268. **Meurtrissure**. — Imbiber constamment d'huile et faire des punctures autour.

269. **Miséréré.** — C'est le nom donné à de violentes coliques intestinales provenant de constipation. Au début, le malade vomit des glaires, de la bile, les aliments et les boissons à peine absorbés, mais bientôt aussi des excréments putrides, infects. Le bas-ventre est enflé et dur autour du nombril ; les gaz intestinaux, ni l'urine ne peuvent trouver d'issue ; douleurs aiguës au bas-ventre. Si les douleurs cessent instantanément, qu'il survienne une garde-robe abondante, que le bas-ventre devienne mollasse et s'affaisse, les mains et les pieds froids, le pouls faible, alors la gangrène est survenue et la mort approche, bien que le malade se trouve heureux et soulagé. Emploi du Réveilleur comme aux Nᵒˢ 111, 74, 79.

270. **Moëlle épinière** (*Maladie de la*). — Sensations de chaleur, de froid, de titillation, souvent de douleurs violentes au bas de l'épine dorsale ; amaigrissement, faiblesse, paralysie. Les causes sont l'onanisme ou autres désordres, congestion, goutte, rhumatismes, mercure. — En 1861, un malade de la moëlle épinière, âgé de 45 ans, avait les jambes tellement affaiblies qu'elles étaient dans l'impossibilité de le porter. N'ayant obtenu aucune amélioration de la médecine ordinaire, il s'adressa à M. Baunscheidt, qui fit appliquer le Réveilleur sur le dos, le bas-ventre et le haut des cuisses. Puis, dès que l'éruption commençait à sécher, on plongeait le malade jusqu'aux cuisses dans un tas de sable fortement échauffé par le soleil, il y passait une heure, après quoi on lui frottait encore le bas-ventre, les reins et le haut des cuisses dans ce sable ainsi chauffé. Après la quatorzième application, le malade fut pour ainsi dire complètement rétabli ; cependant, pour recommencer à marcher, il dut se servir de béquilles. Si le mal provient de rhumatismes, il est facile à guérir. Dans tous les cas, même les plus désespérés, on doit persévérer sans interruption dans l'emploi de ce traitement jusqu'à une guérison parfaite, ce qui

peut demander quelquefois un an et même deux ans de patience, mais qu'importe si la santé est au bout ; au lieu qu'en suivant le traitement de la médecine ordinaire, on aboutit fatalement à une mort prématurée.

271. Morphine (*Effets de la*). — Les injections sous-cutanées de ce violent poison, composé d'opium, adoucissent le mal, mais ne le guérissent jamais. C'est une mode nouvelle dont l'effet est d'empoisonner les malades, quand elle ne cause pas une mort instantanée comme cela s'est vu.

272. Morsure empoisonnée. — Si la morsure est toute fraîche, il suffit d'appliquer le Réveilleur directement dessus et autour. Mais s'il y a déjà quelque temps d'écoulé, alors il faut également puncturer tout le membre et le dos, puis prendre de 3 à 5 gouttes d'huile dans un œuf et avaler un peu d'eau fraîche. (Nº 79).

273. Moxa. — Torture médicale pour irriter la peau en certain cas de maladie. On place une petite boule de coton imbibée d'esprit de vin, sur tel endroit de la peau qu'on juge convenable, et on y met le feu afin de produire une ampoule.

274. Muguet. — Stomatite crémeuse ou pultacée. (Voyez Nº 426).

N

275. Naissance (*Faciliter la*). — Applications sur le dos et le ventre. (Comp. Nº 4). Veillez à ce que les pieds soient tenus chauds. (Nº 354).

276. Névralgie faciale. — Applications sous les pieds, sur les mollets, le dos, derrière les oreilles, près et sous le bout des oreilles, les tempes et près des ailes du nez. *Les marques disparaissent complètement.*

277. **Nerfs** (*Fièvre de*). — Voyez N° 157.

278. **Nerfs** (*Jeux de*). — Impossibilité de tenir les mains et les pieds au repos. Provient de la goutte et des rhumatismes. (Voyez ces cas et les N°° 486, 489).

279. **Nerfs** (*Maux de*). — Faculté troublée de sensations, de mouvements ou même de la pensée. Surexcitation ou faiblesse. Notre organisme se trouve en rapport direct et comme lié pour ainsi dire à l'air et à la lumière vivifiante du soleil. Personne n'est plus apte à sentir cette corrélation que celui qui couve un germe de maladie. Il y a des jours où l'air est si dense, si lourd, ou bien si dilaté et si léger, que les personnes d'une santé parfaite en apparence, ressentent des sueurs froides. Les mois de Mars ou Septembre, époques où les jours et les nuits sont égaux, déterminent généralement plus de maladies ou de décès que dans les autres saisons ; c'est pourquoi ces époques sont les plus avantageuses pour démontrer la supériorité du Bauscheidtisme sur toute autre méthode. A peine les matières morbifiques formées par les variations de température sont-elles entrées dans l'économie, qu'elles se manifestent sous l'apparence de différents malaises ou de rhumatismes. Or, comme les médecins ne possèdent aucun moyen de guérir les rhumatismes, ils dégénèrent en maux nerveux. Le Réveilleur de vie, au contraire, change les maux de nerfs en rhumatismes et chasse ceux-ci hors du corps par des applications sous les pieds, sur les mollets, le dos, la poitrine, l'estomac, le ventre, derrière les oreilles, sur les bras ou les jambes, selon le siège du mal. — Le café irrite les nerfs et les affaiblit.

280. **Nerfs raccourcis.** — Applications vigoureuses près des nerfs et tendons et dessus.

281. **Nerfs** (*Raideur des*). — Voyez N°° 280, 372.

282. Nez (*Bout du*) **gelé**. — Applications sous les pieds, sur les mollets, le dos, la nuque, la poitrine, le ventre et derrière les oreilles.

283. Nez (*Cancer du*). — Voyez N°s 49, 286, 392.

284. Nez cuivré. — N'est pas toujours la conséquence de l'ivrognerie, mais aussi d'hérédité et de maladie. Applications sous les pieds, sur les mollets, le dos, et derrière les oreilles, puis quelques traits sans huile près des ailes du nez.

285. Nez (*Enflure du*). — Applications sous les pieds, sur les mollets, le dos, derrière les oreilles et enfin un trait sans huile sur l'enflure même.

286. Nez (*Rhumatisme du*). — (Comp. N° 392). L'emploi de l'huile pour les maux de tête cause facilement le rhumatisme du nez et des yeux qui deviennent larmoyants, ce qui est assez gênant, mais très salutaire. On doit se servir de mouchoirs de fil. Si le rhumatisme augmente et se prolonge, on humecte le nez et les narines avec de l'esprit de vin salé et on applique le Réveilleur sur la nuque et derrière les oreilles.

287. Nez (*Saignement du*). — Il se produit aussi bien en santé qu'en maladie. En règle générale, on ne doit songer à l'arrêter que lorsqu'il devient trop abondant ou persistant, que le teint pâlit ou que l'on ressent des étourdissements et des défaillances. Une trop prompte suppression peut provoquer la cécité, la surdité ou la fièvre cérébrale. Cette affection provient d'un état pléthorique apparent ou réel (N° 363). Affluence du sang vers la tête (N° 416), qui se produit plus ordinairement dans la jeunesse qu'à un âge plus avancé. Applications sous les pieds sans huile, puis sur les mollets avec l'huile. Aspirer de l'eau fraîche, boire de l'eau salée, mâcher un morceau de papier buvard, sont des moyens très simples qui suffisent parfois pour arrêter le saignement de nez.

288. Nitrate d'argent. — C'est un composé d'argent et d'eau forte souvent employé pour les maux d'yeux, au grand préjudice du malade.

289. Nombril (*Hernie ombilicale*). — Cet accident survient souvent chez les personnes grasses, soit lorsqu'elles distendent trop fortement les membres, soit en descendant à bras tendu et d'une certaine hauteur un poids pesant, ou en soulevant un objet trop lourd ; chez les enfants, il est causé par la négligence des soins à donner au nombril. Deux enfants atteints de ce mal et déclarés incurables par les médecins, avaient le ventre bleu et dur comme une pierre. On appliqua le Réveilleur sur tout le ventre ; le nombril, bien fixé à sa place, fut abondamment enduit d'huile et huit jours après les enfants étaient complètement guéris. Pour les adultes, on s'empresse de se procurer un bon bandage pour nombril, non à balle ronde, mais plus élevé au milieu en forme de quille. Puis on lave l'endroit malade avec de l'eau tiède légèrement savonneuse, on l'essuie, ensuite on l'enduit d'huile et on fixe solidement sur le nombril un linge plié en plusieurs doubles, ayant soin de le placer sur l'élévation de la balle. Bientôt il surviendra une sensation de chaleur, puis une suppuration, ce qui indique le commencement de la guérison. La suppuration s'étend parfois en un cercle de deux à trois pouces de largeur et doit être souvent lavée à l'eau tiède. Il est urgent dans ce cas de desserrer un peu le bandage. Tous les jours, ou au moins tous les deux jours, on doit renouveler l'onction d'huile. Le linge souillé doit être fréquemment remplacé par du propre. A la moindre secousse produite, soit par la toux, soit par un éternument, il faut presser la balle avec la main. Tant que la suppuration continue, on enlève le bandage dès que l'on s'est mis au lit, mais lorsqu'elle a cessé on le conserve. Le repos, surtout étendu sur le dos, accélère considérablement la guérison. Cependant un homme de 64 ans, obligé de travailler continuellement, ne pouvant prendre le moindre repos, s'est parfaitement guéri par ce traitement, d'une hernie ombilicale, après treize mois de soins. Si les parois abdominales sont grosses et grasses, il est indispensable de rehausser la balle. On met alors le côté plat de la moitié d'une noix de muscade sur la balle, on la fixe au moyen de deux petites bandelettes collées en croix. Mais on la supprime sitôt que la suppuration cesse. La guérison définitive ne s'obtient qu'au moyen d'un traitement doux et prolongé. Pour faciliter la suppuration, on met un peu d'ouate entre les linges afin d'amoindrir la pression de la balle, par ce moyen le malade souffre moins. Cependant le bandage doit être constamment porté, même la nuit, si la suppuration le permet. Si la hernie est forte, il ne faut enlever le bandage qu'après être couché et le remettre avant de se lever. S'il se produit des abcès purulents autour du nombril, c'est qu'ils sont nécessaires à la guérison radicale. Chaque jour, on enduit toute la surface malade avec de l'huile, on recouvre le tout avec du linge propre et on remet le bandage, et le nombril ainsi que les abcès seront promptement guéris.

290. **Nuque** (*Crampe de la*). — Cette nouvelle et affreuse maladie moissonne de 50 à 60 malades sur 100, en l'espace de quelques heures, ou au plus en 9 jours. Elle fit sa première apparition en France en 1837. Les symptômes sont : frissons suivis de vapeurs, vomissements, maux de tête violents, douleurs et crampes de la nuque, qui se trouve privée de tout mouvement, délire, agitation violente. Cette maladie, si souvent mortelle, est promptement réduite par le Réveilleur, appliqué sous les pieds, sur les mollets, le dos, abondamment sur la nuque, puis sur la région du cœur, du foie et du ventre.

O

291. Œil (*Cautère*). — (Voyez N° 540). Les matières morbifiques se portent sur l'œil pour s'en faire une issue. Il faut donc leur ouvrir une autre voie au moyen du Réveilleur.

292. Onanisme. — La blennorrhagie volontaire est un vice aussi infâme que préjudiciable à la santé, car il produit souvent la consomption, la cécité, l'idiotisme, le dégoût de la vie et peut conduire au suicide. La surexcitation causée par ce vice engendre en outre des digestions pénibles, la constipation, des vers intestinaux. Ces maux disparaissent par l'application du Réveilleur sur le dos, surtout les reins, le ventre et la surface interne et supérieure des cuisses. Un moyen très efficace, souvent expérimenté contre l'instinct sexuel morbide est le suivant : on fait dissoudre 2 grammes de camphre pulvérisé dans 60 grammes d'esprit de vin ; on y ajoute 60 grammes d'extrait de saturne, puis, de cette composition, on prend une cuillère à café dans un demi verre d'eau et on en lave deux fois par semaine les parties sexuelles. (Comp. N° 362).

293. Oreille (*Abcès d'*). — Voyez N° 470.

294. Oreilles (*Bouts des*) **gelés.** — (Voyez N° 325). Les bouts doivent souvent être enduits d'huile.

295. Oreille (*Catarrhe d'*). — C'est le plus fréquent des maux d'oreilles. Il est généralement accompagné de toux avec expectoration, de surdité se développant graduellement, de vertiges, de bourdonnements d'oreilles, d'aversion pour les occupations intellectuelles ou même dépérissement graduel de ces facultés, de versatilité dans le caractère, de migraines, à tous ces symptômes se joint une abondante sécrétion de glaires blanches et visqueuses qui peuvent pénétrer dans le cerveau et causer la mort. On applique abondamment le Réveilleur tout autour de l'oreille et, selon les causes, sur le dos, le ventre et les mollets. On doit éviter les aliments trop épicés et entretenir avec soin l'activité des fonctions de la peau et de la digestion Si le tympan se trouve percé par la suppuration, on lave le conduit auditif externe avec de l'eau tiède et on le ferme avec de la ouate.

296. Oreille (*Catharre subit de la cavité du tympan de l'*). — Soudaine diminution de l'ouïe ou même surdité complète. Sensation constante de bruit de marteau ou de cloche dans les oreilles , la membrane muqueuse est enflée. La toux et le rhume de cerveau, cause ordinaire de cette affection, doivent être convenablement soignés. (Voyez N° 326).

297. Oreille (*Dartre humide du pavillon de l'*). — De nombreuses follicules d'une démangeaison extrême se produisent sur la peau déjà fort rouge. Le contour sèche promptement en formant des croûtes plus ou moins épaisses. Ces dartres se manifestent de préférence sur l'extérieur du pavillon de l'oreille. Les enfants en sont souvent atteints. L'endroit malade doit être fréquemment lavé avec de l'eau tiède ou mieux avec une infusion de camomille. Applications sur la nuque, les parties supérieures du dos et derrière les oreilles. Les aliments salés et la constipation doivent être soigneusement évités.

298. Oreille (*Dartre mielleuse de l'*). — Voyez N° 297.

299. Oreille (*Dartre simple du pavillon de l'*).— Petites follicules rondes entourées d'inflammation, parsemées sur la peau saine. Après 8 à 14 jours, elles sèchent en croûtes légères. Des follicules semblables se produisent également sur le front, les joues et le cou. Comme ce mal est accompagné de fièvre, de manque d'appétit, de somnolence, de migraines et de frissons, on doit venir en aide aux efforts que fait la nature pour se débarrasser des matières morbifiques, en faisant d'abondantes applications du Réveilleur sur le ventre et derrière les oreilles. (N° 105).

300. Oreille (*Dartre rongeuse de l'*). — La dartre rongeuse détruit lentement, mais sûrement et complètement, la peau, les cartilages et les os (N° 106). Son siège de prédilection est le nez ou le pavillon de l'oreille. Elle provient d'un sang corrompu, surtout de siphylis, des guérisons trop promptes au moyen de médicaments caustiques. La pierre infernale produit des cicatrices plus ou moins hideuses et peut avoir la mort pour conséquence. Avant tout, il faut améliorer le sang. Au printemps, on doit avoir soin de faciliter et multiplier les selles. Aliments légers et fortifiants, légumes frais, du veau, des œufs mollets. Eviter tout aliment salé ou épicé. La première application du Réveilleur doit être faite sur tout le dos ; la seconde sur la surface postérieure et les parties supérieure et inférieure de la cuisse ; la troisième sur la poitrine et le bras supérieur, la dernière sur le ventre. La dartre doit toujours être entretenue très propre, et couverte de linges moëlleux. Pour les médecins, cette dartre est incurable.

301. Oreille (*Dilatation des vaisseaux du pavillon de l'*). — Se produit généralement chez les enfants. Chez les adultes, elle provient, soit d'hémorroïdes, soit de contusion ou de blessure. Ce sont de petits gonflements bleuâtres ou blanc rosé, se resserrant sous la pression. Ils percent souvent subitement et sont suivis d'un saignement dangereux. Appliquer le pavillon de l'oreille contre la tête au moyen de bandelettes de toile ou de flanelle. Applications du Réveilleur tout autour de l'oreille.

302. Oreilles (*Douleurs d'*). — Généralement, avec les maux d'oreilles, on a froid aux pieds. En conséquence, faire des applications sous les pieds, sur les mollets, le dos et derrière les oreilles. Une ou deux gouttes d'huile sur un peu d'ouate introduite dans l'oreille est très-salutaire, mais il faut un peu de volonté. (Voyez Nos 77, 308, 310, 307).

303. **Oreille** (*Endurcissement des glandes de l'*). — Voyez No 324.

304. **Oreille** (*Furoncles du conduit auriculaire extérieur de l'*). — Tumeur rouge foncé de la grosseur d'un petit pois ; s'élève en pointe, se rompt et rend du sang et du pus. Souvent accompagnée de fièvre, de migraine, l'ouïe dure, bourdonnement d'oreilles. Se produit par le moindre refroidissement, chez les personnes dont le sang est impur. Nettoyer fréquemment l'oreille avec de l'eau tiède ou infusion de camomille. Porter de l'ouate dans l'oreille. Quelques traits du Réveilleur derrière l'oreille hâtent la guérison

305. **Oreille** (*Inflammation du cartilage de la coquille de l'*). — Enflure et ramollissement. Douleurs insignifiantes, mais désorganisation partielle ou déformation de la coquille. Provient de tumeur glanduleuse et de rachitisme. Il faut donc s'appliquer à faire disparaître cette affection. Si le mal provient d'un choc, le repos et un trait derrière l'oreille suffisent.

306. **Oreille** (*Inflammation de l'extérieur de l'*). — Elle est souvent le résultat de médicaments ou de la suppression des veines hémorroïdales. L'épanchement du sang et l'excrétion des mucosités se sont portés sur l'oreille. Ce mal se produit le plus souvent à l'âge moyen ou avancé et de préférence chez des personnes pleines de santé. Une inflammation ou une suppuration s'établit à l'extérieur de l'oreille. Applications sur les mollets, le périnée, le bas-ventre, sur les reins et derrière l'oreille, jusqu'à parfaite disparition de toute douleur. Prendre beaucoup d'exercice en plein air, des aliments faciles à

digérer. Ce mal se produit quelquefois aussi au commencement ou à la fin des règles, ou avec la chlorose. Alors il faut d'abord détruire les causes. (Voyez Nos 416, 64, 376).

307. **Oreille** (*Inflammation par rhumatisme*).— (Voyez N° 314). Douleurs aiguës, surtout le soir et la nuit. En même temps on éprouve des douleurs à la tête, aux dents ou dans les membres, et non-seulement dans le conduit auriculaire externe et le tympan, mais encore dans l'intérieur de l'oreille, où l'on ressent des bourdonnements, des tintements avec l'ouïe dure. Il y a rarement d'écoulement ou de suppuration. Ce mal est insupportab'e. Toute humidité et fraîcheur, surtout les ablutions à l'eau froide, doivent être soigneusement évitées pour l'oreille. Il faut favoriser la transpiration, l'évaporation, dans une chambre convenablement chauffée, sans quoi une surdité totale ou partielle, ou la névralgie faciale, peut survenir. Appliquer, dès le début, si c'est possible, le Réveilleur sur le dos, le ventre et derrière l'oreille assez abondamment, et s'il est nécessaire, répéter dix jours après.

308. **Oreille** (*Inflammation de l'*) **par la goutte.** — Ce mal n'atteint que les personnes âgées, principalement les femmes, vers cinquante ans environ. La douleur est extrêmement forte et se fait ressentir jusqu'au cerveau et aux tempes. Le conduit auriculaire externe est d'un rouge vif, brûlant et sec. L'ouïe s'affaiblit, les nuits se passent dans l'insomnie. La négligence peut entraîner la surdité complète. Ce mal se produit par la goutte aux pieds et aux mains. En conséquence, opérer contre la goutte. Bains de pieds avec farine de moutarde. Applications sur le dos, le bas-ventre, la nuque et derrière les oreilles. Sitôt que l'éruption est cicatrisée, il faut recommencer l'opération.

309. **Oreille** (*Inflammation de l'*) **par les hémorroïdes.** — Voyez N° 306.

310. Oreille (*Inflammation de l'*) **par irritation physique.** — Douleur brûlante ou piquante, aiguë et continue dans l'une ou dans les deux oreilles. Le conduit auriculaire externe est rouge vif, gonflé, brillant, et sécrète ensuite un liquide clair qui, si on n'y prend garde, peut dégénérer en suppuration ulcérique ; il y a souvent fièvre, migraines, nuits sans sommeil, fortes agitations ; si le tympan est atteint, ou qu'il y ait surabondance de cérumen, l'ouïe s'altère. Ce mal peut être produit par l'endurcissement du cérumen, faute de curer les oreilles ; par l'introduction de corps étrangers dans l'oreille : verres, pois, fèves, etc., etc., d'injections corrosives, ou par le nettoyage des oreilles avec des instruments tranchants. Avant de chercher à extraire le cérumen endurci, on doit d'abord l'amollir avec une infusion de camomille ou de lait tiède, ou d'huile de noix ; puis le tirer adroitement avec un bon cure-oreille, qu'on rincera ensuite. Les corps étrangers doivent être extraits avec la plus grande adresse possible, et l'oreille nettoyée ensuite avec soin. L'inflammation disparaît par une seule application du Révellleur sur la nuque et derrière les oreilles. On met un bandeau léger ou de l'ouate sur l'oreille afin d'éviter toute fraîcheur.

311. Oreille (*Inflammation d'*) **des nouveau n** — Sécrétion claire, d'une odeur désagréable qui s des oreilles. Le conduit auriculaire est rouge et enflammé. L'enfant est sous l'impression de la fièvre, sans appétit, est très agité et entend très difficilement. L'oreille doit être soigneusement nettoyée avec de l'eau tiède. On ne doit donner à l'enfant d'autre nourriture que le lait de la mère ou de la nourrice ; s'il venait à tarir ou à diminuer, y suppléer par du lait de vache coupé avec moitié d'eau bouillie. Dans les cas légers on étend de l'huile convenablement derrière l'oreille, dans les cas plus graves, il faut en même temps en enduire abondamment le dos et la nuque. Ce mal est persistant et demande de la persévérance.

312. Oreille (*Inflammation de l'*) **par les pâles couleurs.** — Voyez N° 308.

313. Oreille (*Inflammation de l'*) **par la petite vérole.** — Voyez N° 316.

314. Oreille (*Inflammation de l'*) **par refroidissement** — Le conduit auriculaire externe devient rouge et enflé, peu douloureux. On croit parfois entendre une explosion ; on souffre de maux de dents, de rhume de cerveau, de poitrine. Plus tard une suppuration. Ce mal provient d'un changement subit de température, de courants d'air ou de se laver la tête avec de l'eau froide ayant chaud, ou encore d'interruption dans la transpiration des pieds. Il faut ranimer l'évaporation par l'application du Réveilleur sur le dos et 6 à 8 traits derrière l'oreille. Garder la chambre modérément chaude.

315. Oreille (*Inflammation de l'*) **par suite du dérangement des règles.** — Voyez N° 308.

316. Oreille (*Inflammation de l'*) **par la rougeole.** — Pendant le cours de certaines maladies épidémiques telles que : typhus, rougeole, scarlatine, variole, etc., il survient fréquemment et subitement une inflammation à l'extérieur de l'oreille ; très violente dès son apparition, et en même temps très opiniâtre et qui laissent souvent des traces de destruction. On doit donc appliquer immédiatement et vigoureusement le Réveilleur sur la colonne vertébrale, la nuque et derrière les oreilles que l'on couvrira d'ouate. Répéter l'opération jusqu'à parfaite guérison. Le malade doit être très sobre pour les aliments et les boissons, éviter avec soin le moindre refroidissement.

317. Oreille (*Inflammation de l'*) **par la scarlatine.** — Voyez N° 316.

318. Oreille (*Inflammation de l'*) **par le scorbut.** — Voyez N° 327.

319. Oreille (*Inflammation de l'*) **par les scrofules.**
— Voyez N° 426. Cette inflammation, qui se complique pour l'ordinaire de suppuration, se prolonge pendant des années et produit alors des ulcères dans le conduit auriculaire externe. Le pus en est abondant et d'une odeur forte et désagréable. Le traitement exige beaucoup de temps et de patience, car les humeurs corrompues, cause de cette inflammation, doivent être complètement extirpées. On doit entretenir l'oreille dans une extrême propreté. Le Réveilleur doit être appliqué sur la nuque et derrière l'oreille.

320. Oreille (*Inflammation de l'*) **par la siphylis** — Voyez N° 438. La partie enflammée du conduit auriculaire est rouge et cuivrée. Chez les personnes adultes, se produisent des ulcères durs, en forme de couronne, sur la nuque, le cou, des glandes inguinales, des exanthèmes opiniâtres, l'os sternal ou le tibia se goufle. Le pus est délié, jaune, crasseux et souvent infect. Le malade est triste, mélancolique. Le mal disparaît lentement avec le virus.

321. Oreille (*Inflammation de l'*) **par le typhus.** — Voyez N° 316.

322. Oreille (*Maladie de l'*). — Comp. N° 77. En général, lorsqu'on a employé pendant un certain temps le traitement du Réveilleur de la Vie pour des maux d'oreille, on doit se reposer pendant trois ou quatre semaines et le reprendre ensuite.

323. Oreille (*Maladie intérieure de l'*). — Les maladies externes de l'oreille nuisent souvent aussi à l'intérieur de l'oreille. Il en résulte fréquemment, soit graduellement, soit subitement, une surdité partielle ou totale. L'affluence du sang vers la tête produit le vertige, des vomissements, des défaillances et aussi des bruissements dans l'oreille. Une forte détonation, comme celle du canon par exemple, peut paralyser le nerf acoustique ; il en est de même des refroidissements. Le sang doit être attiré aux pieds afin de dégager la tête. Il faut donc appliquer le Réveilleur sous les pieds, sur les mollets, le dos et derrière les oreilles.

324. Oreillons. — Glandes auriculaires devant, derrière et au-dessous de l'oreille, et peuvent provoquer l'asphyxie. Ce mal est souvent accompagné de gonflement des testicules (N° 232). Applications sous les pieds, sur les mollets, le dos, la nuque et sur les glandes. Dans le dernier cas, on ajoute les piqûres sur la surface interne et supérieure des cuisses. Généralement, au début du traitement, les glandes gonflent davantage, mais on ne doit pas s'en inquiéter. On fait çà et là quelques traits avec le Réveilleur sans huile (N° 162).

325. Oreille (*Polypes de l'*). — Le polype est enveloppé d'une membrane qui lui est propre et posé sur une tige fine, formant ainsi un corps particulier. Il a généralement la forme d'une poire, cependant il se forme aussi quelquefois des baies à la pointe. La moindre irritation les fait suppurer. Dans le conduit, ils ressemblent à des verrues filiformes, produisent une surdité incomplète, ainsi que des douleurs. Ce mal est le résultat de suppurations de pus mal soignées. Si le polype se trouve placé contre les parois, on peut le couper sans danger avec un bistouri. En d'autres cas, il faut appliquer le Réveilleur autour de l'oreille jusqu'à parfaite guérison.

326. Oreille (*Rhumatisme de l'*). — Brusque diminution de l'ouïe, ou même surdité complète, souvent en un seul jour, avec difficulté pour avaler, toux, rhume de cerveau (N°s 286, 295, 392), fièvre, délire, migraine. Il faut se tenir dans un appartement convenablement chaud, ramener l'évaporation et même la transpiration par des vêtements chauds et l'entretenir en prenant souvent une tasse d'infusion de fleur de sureau. Applications vigoureuses du Réveilleur sur les mollets, le dos, la nuque et derrière les oreilles.

327. Oreille saignante. — C'est l'indice d'un sang corrosif et mêlé d'eau. Scorbut sur les gencives, les poumons, dans l'estomac et sur la peau. Les membranes externes de l'oreille se brisent et répandent en abondance du sang qui, en se coagulant, produit facilement des inflammations. Des aliments défectueux, de l'eau putride, le mauvais air, les logements humides, etc., sont la cause du scorbut (N° 425). Le premier soin à prendre est de changer la nourriture pour une meilleure.

328. Oreille (*Surdité de l'*) **non de naissance**. — Lorsqu'il y a affluence du sang vers la tête et que les pieds sont froids, on commence par appliquer le Réveilleur d'abord sous les pieds, ensuite sur les mollets, le dos et derrière les oreilles. Plus le malade est jeune et le mal récent, plus aussi la guérison est prompte. (Comparez N° 302) Le premier symptôme de guérison, c'est la sécrétion du cérumen.

329. Oreille (*Tintements de l'*). — Voyez N°s 307, 304, 302.

330. Os (*Dilatation des*). — Comme au N° 332. Ainsi, applications sur le dos, puis aux environs de la douleur et finalement sur la douleur même.

331. Os (*Inflammation de la membrane de l'*). — Rougeurs, enflures, chaleurs et douleurs. Applications dans les environs, puis sur le mal même.

332. Os (*Rupture de l'*). — Il faut s'occuper d'empêcher la formation du virus. Ainsi, applications sous les pieds, sur les mollets, sur le dos et autour de la rupture sur laquelle même on met de l'huile ; elle guérit ainsi rapidement.

333. **Os** *(ulcération, carie de l'.)* — Ulcères profonds et de mauvaise nature, dont le pus carie les os. Le Réveilleur les guérit radicalement et sans danger, si l'on suit l'instruction suivante : On doit cesser et se garder scrupuleusement d'employer aucune espèce d'onguent, d'emplâtre ou de potion, parce qu'ils aggravent le mal. On applique le Réveilleur sur le dos, l'estomac et le ventre, afin de régler la digestion et de purifier le sang. Après quelques applications, on fait également des punctures autour des ulcères, avec abondance d'huile. On éprouvera pendant quelques heures des douleurs plus aiguës, mais ensuite les ulcères répéteront en abondance du pus et du sang corrompu et les douleurs se calmeront. Ensuite on approche les punctures toujours plus près des ulcères, on les enduit d'huile, puis on les recouvre avec du linge enduit de saindoux (la plaie doit avoir été préalablement lavée avec de l'eau tiède). (N° 253). Le pus ne doit jamais être entièrement enlevé. L'irritation du sang doit être détournée. Il faut donc éviter toute boisson ou aliments échauffants ou irritants, même le vin. Les aliments végétaux et les œufs doivent avoir la préférence, et pour boisson, de l'eau fraîche avec un peu de sucre, ainsi que de la tisane d'avoine, d'orge, de riz ou de sagou. Le membre doit reposer horizontalement. (Comparez N° 235, 178, 32).

P

334. **Paralysie**. — Impuissance complète des facultés du système nerveux. Le suc ou principe vital des nerfs ne peut plus parvenir dans les membres paralysés pour les animer, étant retenu par l'accumulation des matières morbifiques ou l'impureté du sang. Il faut donc appliquer le Réveilleur sur tout le dos, puis sur les parties paralysées. La vitalité résidant dans les parties bien portantes

se répandre successivement dans les parties paralysées et rétablira l'équilibre du système nerveux dans tout le corps. Le traitement peut exiger quelquefois quatre mois et même davantage, mais l'amélioration se manifeste graduellement dans les parties paralysées. Plus on se hâte de recourir à ce traitement, plus aussi la guérison est prompte; souvent même une amélioration se produit dès la première application.

335. **Paralysie des bras.** — Comparez N° 334. Appliquez le Réveilleur principalement sur la partie supérieure du dos, des épaules et le haut du bras. (N°⁵ 186, 394).

336. **Paralysie des doigts.** — Application sur le dos, les bras et les doigts (N°⁵ 187, 400, 334).

337. **Paralysie faciale.** — Applications sous les pieds, sur les mollets, le dos, derrière les oreilles, puis quelques traits sans huile sur les joues. (N°⁵ 334, 198, 410).

338. **Paralysie du visage.** — Traits grimaçants et rapetissés, bouche en biais, yeux hagards, douleur sur un côté de la face. Applications sur le dos, la nuque et derrière les oreilles ; punctures sans huile sur la douleur.

339. **Paralysie de l'intestin.** — Applications sur le dos, surtout les reins, le ventre, et plus tard autour de l'anus. (N° 334).

340. — **Paralysie des intestins.** — Applications sur le dos, la poitrine, l'estomac et le ventre. (N°⁵ 334, 386).

341. **Paralysie des jambes** — Comp. N° 334. Applications sur le dos, mais surtout sur la partie inférieure, sur les hanches, la surface interne et supérieure des cuisses et les mollets. (N°⁵ 193, 405).

342. **Paralysie de la langue.** — Applications sur le

dos, la nuque, les clavicules, la poitrine et la racine ou base de la langue. (Nᵒˢ 334, 337).

343. Paralysie des poumons. — Applications sous les pieds, sur les mollets, le dos et la poitrine. (Nᵒ 335).

344. Paralysie des pieds. — Applications sur le dos, les hanches, les mollets et les pieds. (Nᵒˢ 344, 465, 467).

345. Paralysie par le tabac. — Voyez Nᵒ 133.

346. Paralysie de la vessie. — Applications sur le dos, principalement près des reins et sur la vessie, ensuite sur la surface interne et supérieure des cuisses, assez haut. (Comp. Nᵒˢ 334, 474).

347. Pharmacie. — Le pharmacien et docteur-médecin L.-F. Stanatoa, en Amérique, vendit sa pharmacie le 8 Avril 1862, et se mit à traiter tous ses malades d'après la méthode du Baunscheidtisme.

348. Pérépesie. — Voyez Nᵒ 482.

349. Petit-Lait (*Traitement par le*). — Le changement d'air, le mouvement en plein air et les distractions, sont les principaux avantages de ce traitement.

350. Phthisie, Consomption. — Amaigrissement, épuisement, et toute maladie pendant laquelle le corps devient de jour en jour plus léger et plus faible, s'appelle consomption ou dépérissement. Qu'importe, d'ailleurs, au malade le nom de sa maladie ; il sait qu'il y a en lui une cause de souffrance et il désire en être débarrassé. C'est le résultat auquel il arrive généralement au moyen du Réveilleur, à moins que le mal n'ait fait de tels progrès qu'il soit devenu sans remède. Monsieur Baunscheidt se réserve, dans son livre d'instruction, soit à lui ou à un Baunscheidtiste expérimenté, le soin de diriger le traitement de cette maladie, parce qu'elle est souvent liée à d'autres affections et exige par conséquent quelque circonspection. Souvent ce n'est qu'un rhumatisme de l'estomac, ou encore la goutte, des crampes, un endurcissement ou enfin le cancer de l'estomac. Souvent ce sont des affections du foie, de la rate, des reins ou d'urine, la toux, la goutte, les hémorroïdes, le scorbut, des dartres, des scrofules, d'anciens abcès ou cautères, des fleurs blanches, la gale, les pâles couleurs, et même simplement l'abus de l'usage du café, puis enfin l'onanisme et même les pollutions. Tout Baunscheidtiste sérieux ne manquera pas d'examiner attentivement les causes déterminantes de la maladie. Il n'oubliera jamais que toute maladie part du dos ; c'est pourquoi il commencera toujours les applications sur le dos, puis les autres parties, selon les instructions concernant les différentes maladies qui peuvent être le principe du mal. Tout aliment ou boisson échauffants, tel que vin, eau-de-vie, café et même du bouillon gras doit être évité. Les malades atteints de consomption doivent surtout boire beaucoup d'eau fraîche, du lait fraîchement trait, de la tisane d'orge, d'avoine, de riz, de sagou, de salep. Pour augmenter et améliorer le sang de ces malades, il est très salutaire d'ajouter au traitement du Réveilleur le moyen suivant : Dans un quart de litre de lait fraîchement trait, d'une même vache jeune et saine, faites fondre une cuillerée à bouche de sucre en poudre et autant de vieux rhum de la Jamaïque, le tout bien remué ensemble. On prend, pendant six semaines, matin et soir, ce mélange avec du pain. Une personne atteinte de consomption et qui avait dépensé inutilement beaucoup d'argent en médecins et en médecines, fut complètement guérie par ce moyen et en renonçant à l'usage du café. Les phthisiques pulmonaires doivent considérer comme un changement très favorable l'action du sang se portant des poumons sur le rectum où il cause alors des hémorroïdes. La phthisie pulmonaire, suppurante même, est, dans la plupart des cas, guérissable, alors même qu'une douzaine de médecins auraient prononcé l'arrêt de mort, parce que le pus se trouve expulsé par les éruptions produites par le Réveilleur. Plus tôt le malade a recours à cette méthode, plus tôt aussi il recouvre la santé. Un bras ou une jambe peuvent aussi, par suite d'accident, être atteints de phthisie, comme dans un choc violent, par exemple, où l'épaule ou la hanche peuvent se trouver comme séparées du corps. Il s'est présenté un cas où l'on pouvait mettre la main entre l'épaule et le dos, le bras n'ayant plus que la peau flasque et des os, bien que la personne fût très grasse. Par des applications du Réveilleur sur l'épaule et autour, puis ensuite sur tout le bras, elle a été complètement rétablie. Même procédé dans un cas semblable pour la hanche ; applications sur la hanche et autour, et plus tard sur la jambe.

351. Piqûres d'abeilles. — Applications sur la piqûre même. Si l'œil est attaqué, faire un trait sans huile, le plus près possible de l'œil, soit sur les tempes ou sous l'œil, mais non aux paupières, puis derrière les oreilles avec l'huile.

352. Piqûres de cousins. — Ces piqûres produisent de petites pustules plus ou moins brûlantes et disparaissent après quelque temps sans laisser de traces. Pour s'en préserver, il suffit de se munir d'un petit morceau de papier imbibé de quelques gouttes d'huile d'œillet, et lorsqu'on se trouve exposé aux attaques de ces insectes, on s'en frotte la figure et les mains. D'ailleurs, ces piqûres de cousins sont très salutaires, 33 équivalent à un trait du Réveilleur avec huile. Ce sont, du reste, ces piqûres de cousins qui ont amené Monsieur Baunscheidt à la découverte de son instrument et de son huile incomparable.

353. Pied blessé par une balle. — Dans un cas de blessure semblable, la perte de sang considérable qui se produisit fut arrêtée par l'onction d'huile. La douleur du mollet disparut après vingt-cinq traits du Réveilleur avec l'huile. La plaie, soigneusement enduite d'huile, guérit sans causer la moindre douleur, dans l'espace de vingt jours, tandis que le médecin avait prévu un traitement d'un an, accompagné de grandes souffrances.

354. Pieds froids. — C'est la preuve évidente de l'affluence du sang vers l'estomac, la poitrine et la tête, et la cause de nombreux et divers maux. En conséquence, il faut avant tout et toujours réchauffer les pieds ; donc, applications, sans huile, sous les pieds, et sur les mollets avec de l'huile.

355. Pierre (*Affection de la*). — La preuve certaine et incontestable, c'est l'apparition de pierres ou de grains calculeux. On peut la présumer lorsque la sécrétion d'urine devient pénible, soit que l'urine ne coule que goutte à goutte ou s'arrête brusquement, soit qu'elle dépose un mucus blanc et épais, que l'émission de l'urine est douloureuse ou cesse complétement et que les douleurs cessent dès que l'on s'étend en se couchant sur le dos. Ces malades doivent s'abstenir de tout aliment lourd, gazeux, fromage, pois, fèves, lentilles, fruits aigres, viandes salées ou fumées, poisson salé ou séché, œufs durs, vins capiteux, eaux-de-vie. On doit au contraire boire beaucoup d'eau fraîche ou encore du thé vert. Il y a des pierres du fiel, de la vessie ou des reins. Pour les pierres du fiel, on applique le Réveilleur sur le dos et le foie ; pour les pierres de la vessie ou des reins, sur le dos, principalement sur les reins. Lorsque la sécrétion d'urine est interrompue par l'introduction de pierres dans le tube urinaire, on fait une application vigoureuse sur la surface interne et supérieure des cuisses, assez haut. L'enflure des organes sexuels devient souvent très gênante et même douloureuse, mais bientôt il se produit une détention des fibres si salutaire, que même des pierres de la grosseur d'une fève passeraient sans douleur.

356. Pleurésie. — Maladie ou fièvre de la poitrine. Points et douleur dans un endroit de la poitrine, généralement dans un des côtés, plus sensible par la respiration ; pouls plein, dur, oppression de la poitrine, anxiété avec le pouls mou et faible, quelquefois inégal, intermittent. Toux, altération, urine rouge. Ce mal est causé par une surabondance de sang dans les poumons ; c'est-à-dire irrégularité de la circulation du sang, par exemple insuffisance de sang dans les cuisses, les jambes et les pieds, qui alors sont froids ; respiration d'air vif par un vent d'est ou nord-est ; refroidissement d'estomac par des boissons froides, lorsque le corps est sous l'influence de la chaleur, nourriture surabondante de viandes, boissons échauffantes, rhumatismes, hémorragie brusquement arrêtée ; s cousse violente de coup ou chute. Applications abondantes et vigoureuses sur le dos et la poitrine, surtout sur le côté souffrant. Si les pieds sont froids, il faut également y appliquer le Réveilleur, ainsi que sur les mollets. Après quelques minutes, l'inflammation disparaitra complètement, tandis que par des saignées ou l'emploi de médecines on cause souvent la mort. Boire abondamment des tisanes d'orge, riz, sagou, salep. L'eau pure et froide est toujours la meilleure boisson. Si l'on n'est pas sujet à des renvois aigres, on peut y ajouter un peu de sucre. Le sucre augmente les aigreurs. Dans des cas graves, il faut ajouter trois ou quatre rangs de piqûres tout autour de la ceinture et les renouveler tous les quatre jours. Par ce traitement, on est certain de recouvrer une santé parfaite, quand même le mal aurait déjà fait de grands progrès. Il est très salutaire de boire plusieurs fois par jour un bon verre d'eau bouillie, le plus chaud possible. Si, pour cette maladie, on a recours à des saignées, on provoque la phthisie, plus tôt chez les personnes faibles, plus tard chez les personnes fortes.

357. Plique polonaise. — Maladie de glandes ou

tumeurs scrofuleuses de Pologne. Les cheveux se frisent, s'emmêlent, se resserrent par une transpiration gluante et forment ainsi une masse compacte. (Comp. Nᵒˢ 447, 428). C'est une maladie très longue, parce qu'elle a pour cause des humeurs malignes. Mais elle est radicalement guérie par l'emploi du Réveilleur sous les pieds, sur les mollets, le dos, le ventre, la poitrine et derrière les oreilles, puis on enduit d'huile le cuir chevelu.

358. **Podagre**. — Voyez Nᵒ 195.

359. **Poitrine** (*Crampes de la*). — Si l'évaporation ou la transpiration ne s'effectue pas suffisamment, il se produit une sécrétion d'autant plus grande à l'intérieur. Or, ces sécrétions et d'autres impuretés du sang engorgent les bronches qui, ainsi, ne peuvent plus aspirer la quantité d'air nécessaire. Des applications abondantes et vigoureuses du Réveilleur sur le dos et la poitrine vaincront promptement ce mal ; si cependant il se montre opiniâtre, il faut renouveler l'opération.

360. **Poitrine enflée**. — Le rhumatisme s'établit facilement sur cette partie du corps, si elle n'est pas convenablement couverte. Applications sur le dos et la poitrine, bien couvrir d'ouate.

361. **Poitrine malade**. — Sans la moindre hésitation ni retard, appliquer le Réveilleur directement sur le mal ; si le sein perce, on peut être sans inquiétude. N'appliquer aucun genre de cataplasme, mais simplement humecter la plaie légèrement, une ou deux fois par jour, avec une légère couche d'huile ; couvrir avec du linge moelleux en plusieurs doubles et renouveler dès qu'il est humide. Si l'on applique le Réveilleur dès le début du mal, il se dissipe sans percer le sein et la mère peut continuer d'allaiter son enfant. Par ce simple traitement, les mères n'ont aucune souffrance aux seins à redouter. (Comp Nᵒ 160.

362 Pollutions. — Comp. N° 292. Emissions fréquentes, involontaires de sperme. La plus dangereuse est celle qui se produit même le jour en marchant. Celle de nuit est dangereuse lorsqu'elle se produit toutes les nuits, ou même seulement toutes les deux ou trois nuits. Elle est souvent la conséquence de l'onanisme. Tant que ce vice subsiste, il n'y a aucun espoir de guérison possible. Si le mal est causé par la surexcitation, le Réveilleur appliqué sur le dos, principalement sur les reins, le guérira radicalement. Souvent le rhumatisme s'étendant aux parties sexuelles devient une des causes de cette affection. Dans ce cas, il faut ajouter aux punctures du dos celles de la surface interne et supérieure des cuisses, environ de la largeur d'une main sous les parties sexuelles. Celui qui mange, le soir, des œufs durs, du fromage ou autres aliments difficiles à digérer, ou qui surcharge son estomac à l'excès, doit s'en prendre à lui-même s'il éprouve dans la nuit un effet de ce genre. Le procédé de lavage indiqué au N° 292, est ici également très salutaire.

363. Polyhemie (*la*) **n'est qu'apparente.** — Mauvaise répartition du sang. Ainsi, s'il manque aux pieds, ils sont froids, s'il y a affluence à la tête, elle devient rouge et chaude. Il faut donc travailler à répartir le sang au moyen du Réveilleur appliqué sous les pieds, sur les mollets, le dos, l'estomac et le ventre. Souvent le sang est échauffé par le vin, le café, etc., mais il n'y en a pas une goutte de trop. Boire du lait avec du sucre, de l'eau avec du sel, manger beaucoup de soupe, calmera le sang rapidement. (Comp. N° 408).

364. Polype au nez. — Engouement du nez, produit par une excroissance dans les membranes pituitaires. Applications sous les pieds, s'ils sont froids, puis sur le dos et derrière les oreilles. Quelques traits du Réveilleur sans huile sur les côtés et les ailes du nez. Polype dans l'oreille, voyez N° 325.

365. Poux (*Maladie de*) **ou pédiculaire.** — Lorsque, comme dans un certain cas, chez un homme âgé de 63 ans, des poux sortent par douzaines, chaque jour, du dos et de la nuque, appliquer le Réveilleur sur le dos, la nuque, l'estomac et le ventre, pour purifier les humeurs et le sang.

366. Poumon (*Crampe de*). — Voyez N° 359.

367. Poumon (*Inflammation de*) — Pneumonie (Voyez N° 356).

Prostrate (*Tumeur*). — La tuméfaction de la glande prostrate ne se produit que chez les hommes avancés en âge. Cette glande n'est, à l'état de santé, que de la grosseur d'un quart de pouce, mais dans la maladie elle peut augmenter jusqu'à devenir grosse comme la tête. Placée entre la vessie et le gros intestin, elle entrave ainsi les fonctions de ces deux organes. Les excréments sont aplatis à l'émission. Le périnée est poussé en avant. Applications au dos, principalement sur la région des reins ; ensuite sur la surface interne des cuisses, vers la partie supérieure et à la fin sur le périnée et sur la tumeur même.

Q

369. Quinine (*De la*). — Ceux qui, dans la fièvre froide ou intermittente, ont recours au quinine, obtiennent quelquefois une apparente guérison, mais ils meurent généralement d'hydropisie, les uns plus tôt, les autres plus tard, suivant la force de leur constitution.

R

370. Rachitisme (*Maladie anglaise*). — Les enfants ont de la peine à marcher et à se tenir debout. L'extrémité des os, principalement des mains, est gonflée, tuméfiée. C'est souvent le premier et le seul symptôme du mal. Plus tard, les os se courbent, par exemple, le tibia, le sternum, les côtes (ce qui rend la respiration pénible) ou encore l'épine dorsale, ce qui oblige à boiter en marchant. Les facultés intellectuelles se développent trop hâtivement. C'est l'affection scrofuleuse des os. Applications comme aux N°s 454, 428. Prendre pendant deux ou trois semaines, chaque jour, ou au moins une ou deux fois par semaine, une ou deux gouttes d'huile, est très favorable à la guérison.

371. Rage. — Voyez N° 107.

372. Raideur des articulations. — Contraction des nerfs ou tendons. Applications assez vigoureuses sur les nerfs des articulations. Par ce procédé, les nerfs s'allongeront et recouvreront leur souplesse. (Voyez N° 280).

373. Ramollissement du cerveau. — Une grande abondance de larmes brûlantes en sont ordinairement les symptômes. Applications sous les pieds, sur les mollets, le dos et la poitrine, le ventre et derrière les oreilles. La guérison peut exiger jusqu'à huit mois de traitement. Chez les enfants, les facultés intellectuelles s'amoindrissent et une certaine faiblesse se fait sentir dans les mains et les pieds ; il se produit également des crampes, des accès subits de violentes migraines. Applications sous les pieds, sur les mollets, le dos et le ventre.

374. Rate (*Affaiblissement de la*). — Faiblesse, endurcissement, cette affection est souvent compliquée d'une maladie de foie. Application sur le dos et du côté gauche. Si, comme cela arrive fréquemment, ce mal est compliqué d'hypocondrie, de mélancolie, d'hystérie, de maladie mentale quelconque, il faut alors, dix jours après avoir puncturé le dos, puncturer l'estomac et le ventre, puis de même, dix jours plus tard, le dos. Voyez N° 381.

375. Rate (*Furoncles gangréneux de la*). — Les personnes qui donnent des soins aux chevaux ou aux bêtes à cornes, sont exposées à toucher des animaux dont la rate est atteinte de gangrène. Si, dans ce cas, on a la moindre égratignure à la main, ou encore que l'on soit piqué par une mouche qui se serait posée sur la bête malade, il survient un furoncle. Alors il faut, sans perdre un seul instant, faire immédiatement une application sur le dos et sur le ventre, puis deux rangs autour du furoncle ; s'il s'y est déjà formé du pus, faire un trait vigoureux directement dessus. Renouveler chaque jour l'onction d'huile, afin de hâter l'extraction du poison. Avoir soin aussi de nettoyer scrupuleusement les aiguilles du Réveilleur.

376. Règles dérangées. — Les règles sont une excrétion mensuelle qui existe chez toutes les femmes, à quelque race qu'elles appartiennent, et, sauf le cas où les femmes sont enceintes ou nourrices, cette fonction s'exécute périodiquement dans l'état de santé, tant que persiste l'aptitude à la fécondation ; on doit donc éviter avec soin tout ce qui est capable d'apporter un trouble quelconque dans cet écoulement naturel dont les variations sont regardées à juste titre comme le baromètre de la santé des femmes. Aussi on ne saurait trop recommander aux jeunes femmes ou aux jeunes filles d'éviter tout échauffement ou refroidissement, de jamais poser les pieds nus sur des pierres, des briques, de la terre humide et froide, comme aussi de s'asseoir sur de telles objets, la danse effrénée, selon la mode actuelle, qui a déjà conduit un grand nombre de jeunes personnes au tombeau. Si les exigences de la société demandent qu'on prenne part à une danse, à un exercice un peu violent quelconque, on doit d'abord réfléchir, afin de s'assurer qu'on ne se trouve pas trop près de l'époque des règles. Tout aliment lourd, du pain trop frais sans sel, du lard, tout genre de médecine, les acides, de même les réunions d'amies oiseuses, la lecture de livres lubriques, de romans, doit être scrupuleusement évitée. Depuis que l'usage du café a pris une si grande extension, le dérangement des règles est devenu une maladie à la mode. Toute personne atteinte de cette affection doit renoncer à l'usage du café, sans quoi elle ne peut se flatter d'être guérie tellement l'influence de cette boisson est funeste. Les personnes trop grasses sont assujetties au dérangement des règles et à la stérilité. La malade doit se lever de bon matin, et se donner le plus de mouvement possible. Application sur le dos, principalement sur les reins, puis abondamment sous le nombril. Si la personne est faible de sang et d'appétit, le traitement du Réveilleur rétablira en peu de temps l'un et l'autre. Si la personne est d'une forte constitution, mais pas réglée ou mal réglée, il faut appliquer le Réveilleur d'abord sur les mollets et la surface interne et supérieure des cuisses. Puisque le Réveilleur agit très-favorablement sur les règles, on peut l'employer en tout temps avec sécurité. (Comp. Nᵒˢ 64, 200).

377. Reins (*Dilatation des*). — Au début, écoulement involontaire d'urine, puis extrême difficulté d'uriner. L'urine est en petite quantité, rouge foncée mêlée de glaires et de pus, douleurs et crampes des reins jusqu'aux tubes urinaires, frissons. Applications aux mollets, sur le dos, les reins, la vessie et le ventre, pour obtenir une guérison radicale. (Comp. Nᵒ 382).

378. Reins (*Douleurs des*). — (Voyez Nᵒ 382-377).

379. Relâchement du foie. — Application en forme d'anneau, de la largeur d'une main, sur le dos, sur le ventre et autour du foie.

380. Relâchement des intestins. — Applications abondantes sur le dos et le ventre, tous les dix jours jusqu'à parfaite guérison.

381. Relâchement de la rate. — Application sur le dos et la surface de la rate, N° 374.

382. Relâchement des reins. — Application abondante sur le dos et assez vigoureusement des deux côtés sur les reins.

383. Réveilleurs de la Vie (*Dangers des faux*). — Ils sont très-nuisibles, produisent des inflammations, des douleurs, et font tort à ce traitement dont les effets sont cependant merveilleux.

384. Réveilleur. — Le moment auquel le Réveilleur agit le plus efficacement est toujours de deux à quatre heures. Cette circonstance provient, sans nul doute, du flux et du reflux de l'atmosphère. La solution de ce problème est démontrée dans le cosmos, page 336, par Alexandre de Humbolt, et dans l'astronomie de Littrow, 3° vol., page 163.

385. Réveilleur (*Le*) *fortifie les facultés intellectuelles.* — Une jeune fille à laquelle on ne pouvait rien faire comprendre à l'école, fut soumise au traitement du Réveilleur, dès que son sang eut été purifié par ce moyen elle étonna l'instituteur et le curé par la facilité et la promptitude avec laquelle elle comprenait et retenait tout ce qu'on lui enseignait, et ce n'est pas là le seul exemple qui se soit produit. — Applications sur le dos et derrière les oreilles.

386. Réveilleur. — Le Réveilleur est impuissant lorsque la force vitale s'est éteinte et que la destruction intérieure a fait trop de progrès. Là où il n'y a rien on ne peut rien réveiller. Cependant on doit toujours essayer, même après la dixième application on peut parvenir à rallumer la flamme de la vie. Mais le malade peut s'attendre à une fin prochaine, si, par une persévérance plus prolongée de ce traitement on n'obtient aucun résultat. N° 146.

387. Réveilleur (*Remède universel*). — De même que dans le monde moral il n'existe qu'un seul mal qui se produit sous des formes différentes, et en principe qu'un moyen pour le vaincre, il n'y a aussi dans la vie de l'homme qu'une maladie, et un seul moyen suffit également pour détruire le mal ou en enrayer les désordres ou dérangements qui se produisent chez l'homme, et par cela même empêcher la formation de productions nuisibles et d'améliorer la constitution vicieuse du sang et des humeurs. Lorsqu'on sera bien convaincu de cette vérité, l'exercice médical disparaîtra pour toujours. Le docteur, professeur Schauenburg dit dans le journal *Le Cousin*, 1864, page 116. Tout observateur sérieux et impartial se convaincra facilement qu'une méthode qui agit aussi efficacement, et guérit radicalement tant de maux graves et divers, produirait également un résultat satisfaisant dans tous les autres dérangements de la santé, en l'employant sciemment et en temps utile C'est la base sur laquelle repose l'efficacité universelle de cette méthode.

388. Réveilleur (*Le*) tient lieu d'un séjour à Nice, pour les personnes âgées. (Voyez 502).

389. Réveilleur (*Le*) *procure de joyeuses noces*. — Un jeune philantrope, médecin baundscheidtiste, amoureux de la fille d'un riche pharmacien, demanda sa main et fut agréé comme futur. Mais dès que le père eut appris que le docteur n'employait que le Réveilleur pour guérir ses malades, il lui défendit de remettre les pieds chez lui. Quelque temps après le pharmacien tombe gravement malade, et malgré le secours des médecins et toutes les drogues de sa pharmacie, son état ne s'améliorait pas. Alors le jeune Baunscheidtiste alla résolument lui offrir ses services, l'assurant de lui rendre la santé comme il l'avait déjà rendue à bien d'autres. Après quelques hésitations, le pharmacien accepte l'offre du jeune médecin, qui commença immédiatement la première application, à la suite de laquelle une notable amélioration se fit sentir; à la quatrième, la guérison était radicale. Alors le pharmacien plein de joie, mit la main de sa fille dans celle du docteur et bénit ses enfants.

390. **Réveilleur** (*Le*) est persécuté avec acharnement.

391. **Réveilleur** (*Le*) rend les pharmacies inutiles Un médecin très expérimenté et Baunscheidtiste écrivait le 8 Avril 1862 : J'ai mis ma pharmacie à très bas prix, parce qu'elle n'a plus aucune valeur ; ur moi.

392. **Rhume de cerveau.** — Rhumatisme de la membrane pituitaire ; éternuement, écoulement de liquide corrosif ; d'autres fois, sécheresse, enchifrènement, irritation et gonflement de la membrane pituitaire, larmoiement, irritation des yeux, douleurs au front, au-dessus des yeux, souvent même la gorge et les amygdales en souffrent. Les causes sont les mêmes qu'au rhumatisme (N° 395). Pour un rhume de cerveau léger, quelques traits du Réveilleur sur la nuque et un derrière chaque oreille ; mais s'il est difficile et opiniâtre, alors il faut faire des applications sous les pieds, sur les mollets, la nuque et derrière les oreilles. (Comparez N° 286).

393. **Rhumatisme des articulations.** — Application sur le dos d'abord, puis sur les articulations.

394. **Rhumatisme au bras.** — Applications sur le dos, les épaules, surtout du côté de la douleur, puis sur le bras même. (Comparez N° 428).

395. **Rhumatisme dans tout le corps.** — Ce mal douloureux provient de la suppression, non-seulement de la transpiration, mais surtout des évaporations gazeuses

imperceptibles, par lesquelles les deux tiers des matières usées sont expulsées du corps. Pour cette raison, il est très salutaire de se laver souvent avec de l'eau tiède légèrement savonneuse. Si le rhumatisme se porte sur l'estomac, il produit la goutte. Le rhumatisme est d'ailleurs la cause principale de maintes maladies, tant internes qu'externes, c'est pour cela que M. Baunscheidt apporte tant d'insistance à démontrer le danger, non-seulement des bains froids, mais même l'habitude de se laver trop souvent avec de l'eau froide, parce que c'est la cause de rhumatismes. Il faut donc se laver de préférence avec de l'eau tiède dans une chambre où il ne se trouve pas de courants d'air. Applications sur le dos et sur l'endroit du mal. Si le mal est récent, il disparaît promptement ; mais s'il est ancien il faut renouveler les applications jusqu'à parfaite guérison Les aliments du règne végétal sont bien plus salutaires que ceux du règne animal. Les laitages ainsi que les farineux sont également avantageux. Les acides, les salaisons, comme tous les mets difficiles à digérer, fromage, bière, etc., doivent être évités. L'usage du vin doit être très modéré, et surtout de bonne qualité. En revanche, on doit boire chaque jour la valeur d'un litre d'eau fraîche, ou coupée avec du lait ou des jaunes d'œufs délayés, ou encore de la tisane d'orge, d'avoine, de riz ou de feuilles de noyer. (N° 426). L'emploi de toute pommade ou onguent aggrave le mal, parce que ces substances bouchent les pores de la peau. (Comp. N° 185). Plus les personnes atteintes de la goutte ou de rhumatisme s'abstiendront de vin, plus vite elles recouvreront la santé.

396. **Rhumatisme au cou.** — Application sous les pieds, sur les mollets, le dos et le cou. (Comp. N° 395).

397. **Rhumatisme au coude.** — Voyez N°⁵ 394, 393.

398. **Rhumatisme du cuir chevelu.** — Applications

sous les pieds, sur les mollets (N° 107), le dos, la nuque et derrière les oreilles. La tête doit être lavée avec de l'eau tiède savonneuse ou avec une eau de potasse légère, tiède, ensuite, après avoir bien essuyé et séché la tête, on l'enduit abondamment d'huile. (N° 252).

399. Rhumatisme du diaphragme. — Ce mal est généralement considéré et traité comme des crampes d'estomac. Ici, cependant, la douleur est brûlante et s'étend en travers, entre la poitrine et le ventre, semblable à une ceinture autour de la taille, plus aiguë en chargeant les poumons par l'aspiration, moins en les déchargeant. Charger l'estomac d'aliments gazeux, expose à des vomissement cause de la toux et excite à aller à la garderobe. — L'action des corsets ou toute autre pression augmente la sensibilité. Le hoquet, la défaillance, la divagation sont de fâcheux symptômes. Souvent il s'y joint une inflammation de la plèvre costale, qui cause quelquefois promptement la mort. Au début, ce mal a beaucoup de rapport avec le mal rhumatismal du cœur, N° 68, et se guérit facilement par le même procédé Les applications doivent être faites en forme de ceinture autour de la taille et abondamment sur le dos. Le malade doit se ménager sous tous les rapports, et les applications renouvelées tous les quatre ou six jours, amèneront rapidement la guérison.

400. — Rhumatismes des doigts. — C'est une preuve que tout le corps est envahi par les rhumatismes. Applications sur le dos, entre et sur les épaules, puis sur le bras, la main et les doigts. Si la main enfle, alors on fait des applications sans employer d'huile. (N° 395, 187).

401. — Rhumatisme du dos. — Applications sur le dos, principalement sur la partie souffrante. (Comp. N° 395).

402. Rhumatisme des épaules. — (Voyez N° 395 et 401.

403. Rhumatisme aux genoux. — Applications sur le dos, sur la cuisse jusqu'au genou et sur les mollets, après plusieurs applications répétées, on peut aussi puncturer le genou même, mais en ayant soin de le couvrir d'ouate et de le tenir bien chaud et au repos. (Comp. N° 395).

404. Rhumatisme à la hanche. — Applications sur le dos, principalement sur les reins et les hanches. (Comp. N° 192).

405. Rhumatisme aux jambes. — Applications sur le dos, principalement les reins, les hanches, le devant des cuisses et les mollets. (Comp. N°s 395, 193).

406. Rhumatisme aux mains. — Applications sur le dos, sur et entre les épaules, le haut et l'avant-bras, puis la main. (Comp. N°s 395, 400, 194).

407. Rhumatismes aux pieds. — Applications sur le dos, les mollets, sous les pieds, après les avoir amollis et râclés, puis légèrement sur les pieds. (Comp. N°s 395, 195).

408. Rhumatisme de la poitrine. — Applications sur le dos, surtout sur et entre les épaules, puis sur toute la poitrine. (Comp. N°s 395, 196).

409. Rhumatisme des reins. — (Voyez N°s 395, 402.

410. Rhumatisme de la tête. — (Comp. N° 198). Applications sous les pieds, sur les mollets, le dos et derrière les oreilles. (Voyez N° 395).

411. Rougeole. — Se reconnaît à des tâches rouges, élevées, de la grosseur d'une à deux lentilles, principalement sur le dos. Au bout de trois ou quatre jours, ces rougeurs sèchent et tombent en pellicules. Toux sèche, yeux rouges et larmoyants, fréquents éternuments, rhume de cerveau, migraine, fièvre. Elle sévit principalement sur les enfants, et peut devenir mortelle. Elle est comme la fièvre miliaire ou urticaire, facilement et promptement attirée et fixée sur la peau, et radicalement guérie par une application sur le dos et le ventre. (Comp. Nos 142, 141).

412. Rougeole rentrée. — La Rougeole n'est pas en elle-même aussi dangereuse que la variole, mais négligée ou mal soignée, elle peut avoir des suites tout aussi graves. Il est certain que les deux tiers des victimes de la rougeole ne meurent que des suites et sans que personne se doute que la rougeole en soit la cause. Les plus à craindre sont : les maladies des poumons, de la poitrine, rhume de poitrine, consomption, maux d'yeux et glandes. Il faut veiller à ce que le malade soit toujours dans une atmosphère régulièrement et modérément chaude ; pas de lit de plume, mais éviter scrupuleusement le moindre refroidissement. La répercussion de l'éruption est ce qu'il y a de plus dangereux. Le virus de la rougeole se porte soit sur la poitrine, soit sur l'estomac, etc. Le Réveilleur doit être appliqué vigoureusement sur le dos, la poitrine, l'estomac et le ventre ; enduire d'huile jusqu'à ce que la transpiration apparaisse et ramène l'éruption de la rougeole dans toute sa splendeur.

413. Rougeole scarlatineuse. — Elle produit des tâches rouges d'une grandeur de trois centimètres, et au milieu desquelles s'élèvent de nombreuses petites follicules ; cette éruption est accompagnée de fièvre et de mal de gorge. Négligée ou mal soignée elle engendre l'hydropisie ou d'autres maladies plus ou moins graves. Avec une application sur le dos et le ventre, tout danger disparaît et la santé se rétablit promptement. Lorsque la rougeole, la scarlatine ou la petite vérole règnent, les personnes bien portantes devraient se faire puncturer pour s'en préserver. (Voyez Nos 411, 423).

414. Rougeurs volantes. — Ces rougeurs sont occasionnées par l'urine, l'ordure, les larmes, des glaires, une pression ou un frottement quelconque, par exemple entre les jambes ou les plis du cou des petits enfants. Il suffit pour les guérir de les laver avec de l'eau tiède, puis de les enduire d'huile Baunscheidt. Pendant huit heures la rougeur augmente, mais après, tout disparaît complètement. L'enfant n'est nullement incommodé par l'effet de l'huile. Les adultes qui sont sujets à cette incommodité, doivent se faire une application sur le dos et le ventre afin de purifier le sang.

S

415. Saignées (Les) sont dangereuses. — L'homme n'a jamais trop de sang, mais bien des personnes considérées comme telles en manquent au contraire ; c'est le cas ordinaire chez les malades de la goutte ou de rhumatismes. La pureté du sang est le trésor le plus précieux de la vie ; nous devons donc bien nous garder de l'affaiblir en vivant dans la dissolution ou par l'usage des médecines, ni l'affaiblir par des saignées. L'état pléthorique n'est qu'apparent. Seulement le sang n'est pas proportionnellement réparti entre les différentes parties du corps ; de là vient qu'il est agité, échauffé, bouillonnant, écumant et comme prêt à déborder. On le calme par des aliments et des boissons tempérés, puis par le Réveilleur avec de l'huile ; on rend ainsi la chaleur aux pieds ordinairement froids. (Voyez Nº 354). Si, à la suite de meurtrissures ou de blessures, le sang s'accumule et fait craindre une inflammation, on applique la sangsue artificielle inventée par M. Baunscheidt. (N°ˢ 416, 77. 354). C'est surtout pour les femmes que les saignées sont dangereuses en ce qu'elles les affaiblissent et produisent l'hydropisie. Si, au lieu de saignées, les femmes voulaient se faire appliquer le Réveilleur sur le dos et le ventre, elles n'auraient aucune suite dangereuse à craindre. (N° 275).

416. Sang affluant vers la tête. — Cette indisposition est presque toujours accompagnée de froid aux pieds Ceux-ci doivent d'abord être réchauffés, et ils le sont promptement en y appliquant le Réveilleur dessous sans huile et sur les mollets avec l'huile; plus tard sur le dos, la poitrine, l'estomac et le ventre. (N°ˢ 354, 363).

417. Sang agité. — Comp. N°ˢ 416, 206, 77. Applications sous les pieds, sur les mollets, le dos, la poitrine, l'estomac et le ventre.

418. Sang (*La circulation du*) **interrompue.** — Avec accompagnement de migraines, vertiges, bourdonnements d'oreilles, crampes, titillations et tressaillements dans la langue et les lèvres, mutisme, frayeurs, convulsions, sursauts au lit, paralysie des membres, etc. Applications sur les mollets, le dos, la nuque, derrière les oreilles, sur la poitrine, le ventre et les membres.

419. Sang infecté. — Comparez N°ˢ 479, 375, 292, 267, 438. L'usage fréquent de médecines est une source abondante d'empoisonnements ; on peut affirmer avec certitude qu'un grand nombre de maladies chroniques sont en quelque sorte produites artificiellement par l'effet des médicaments absorbés par les malades. (Voyez N° 261). Bien qu'il puisse paraître incroyable que le sang soit susceptible d'être empoisonné par le seul attouchement du Guano du Pérou, il n'en est pas moins vrai pourtant qu'il en est réellement ainsi. Si une parcelle de cette substance se communique à une blessure et même à une simple égratignure quelconque, il en résulte facilement un empoisonnement du sang qui peut entraîner la mort.

420. Sang (*Éponge de*). — (Voyez N°° 361, 46) Se produit facilement partout Ainsi, un médecin se disposait déjà à amputer un doigt atteint de ce mal, mais l'huile Baunscheidt, mise en usage, ne tarda pas à faire disparaître tout danger. La véritable éponge de sang est une accumulation de sang décomposé ; il faut donc ramener la force vitale en purifiant le sang, ce qui s'obtient au moyen du Réveilleur et de l'huile Baunscheidt. La peau de l'éponge est d'abord rougeâtre, ensuite bleuâtre et enfin noirâtre ; alors elle perce et ressemble au chou-fleur. Applications autour de l'éponge et dessus ; lorsqu'elle est percée on introduit l'huile le plus profondément possible. (Voyez N°° 27, 29, 106. 32).

421. Sang (*Perte de*). — Perte intérieure abondante de sang se produit généralement par l'effet des médecines employées contre les règles supprimées ou dérangées, parce qu'elles agissent trop violemment. Le Réveilleur appliqué sur les mollets, le dos, les reins et le ventre rétablit promptement et radicalement la santé. Chez les personnes faibles, on doit au début modérer les punctures, c'est-à-dire ménager un intervalle de 5 à 6 centimètres.

422. Sangsue artificielle. — Quiconque sait combien on éprouve quelquefois de difficultés pour poser des sangsues naturelles, saura apprécier l'immense avantage de la sangsue artificielle inventée par M. Baunscheidt.

423. Scarlatine. — C'est une maladie contagieuse et dangereuse, surtout quand elle rentre. Il se produit une éruption de tâches rouge vif, sans élévation sur la peau. Souvent avec de petites ampoules, maux de gorge et fièvre. Elle peut en quelques instants devenir mortelle, le moindre courant d'air pouvant causer la mort. Avec le

Réveilleur, la guérison est une bagatelle, mais on ne doit pas ménager les punctures. Donc, une application vigoureuse et abondante sur les mollets, le dos, l'estomac et le ventre, et partout où l'éruption se produit. Boire abondamment de la tisane d'avoine, d'orge ou du riz. (Comp. Nº 411).

424. Scarlatine (*Fièvre*). — (Voyez Nºˢ 160, 423).

425. Scorbut. — Gencives gonflées, spongieuses ; les dents se déchaussent et tombent ; les gencives saignent au moindre frottement, l'haleine est infecte, le teint plombé, impuissance et douleurs dans les membres, la poitrine et l'estomac, surtout la nuit, tâches rouges, bleues et jaunes sur la peau, abcès dangereux aux pieds, flux de sang par la bouche, le nez et autres parties. Cette maladie a pour causes la gale ou d'autres éruptions rentrées, le manque d'aliments de légumes frais l'usage prolongé de viande salée ou gâtée, d'eau putride ou autres maladies opiniâtres provenant d'un sang corrosif ou gâté. Applications sur le dos, la nuque, derrière les oreilles, l'estomac et le ventre Faire un fréquent usage de tisane d'orge, d'avoine, de riz, etc.

426. Scrofules. — Gonflement des glandes, rachitisme. Ces maux sont très-communs chez les enfants, surtout avec le genre de vie moderne. Les symptômes auxquels on peut reconnaître cette affection sont : d'abord l'origine, si les parents sont atteints de ce mal, puis une grosse tête, surtout à la partie postérieure, cou gros et court, les tempes déprimées, mâchoires larges, figures boursoufflée, surtout le nez et la lèvre supérieure. Un signe particulièrement certain, sont des cheveux blonds, la peau blanche, joues rouges, yeux bleus, grandes pupilles, la chair molle et spongieuse, ventre gros, selles irrégulières, développement précoce de l'intelligence, tandis que le corps se développe très-lentement. Dans le

commencement la guérison est facile, mais si on laisse
le mal se développer, alors il se forme des enflures, des
glandes, des nœuds de scrofules, d'abord au cou, puis
sous les oreilles, sous les mâchoires, sur la nuque, sous
les aisselles, dans les flancs et finalement partout à l'extérieur et même à l'intérieur, dans le mésentère, les
poumons, la rate, le foie, et même dans le cerveau.
Ainsi s'établit une destruction permanente, un dépérissement complet. Au début il se forme de petites grosseurs
ou bosses dont la dimension varie de la grosseur d'un
petit pois jusqu'a celle d'une noix, rangées quelquefois
comme un chapelet, mobiles, molles, non douloureuses,
mais avec le temps elles durcissent, deviennent sensibles,
grossissent, finissent par percer supurer et former des
abcès. L'emploi du scalpel produit des cicatrices défigu-
rantes hideuses , sans compter qu'un sujet ainsi atteint
peut tomber dans le crétinisme La trop grande dispro-
portion d'âge entre les époux, une parenté trop proche,
la syphilis, le mercure, l'opium que l'on donne souvent
aux enfants pour les faire dormir, le vaccin provenant
d'enfants issus de parents d'un sang impur, la malpropreté, la mauvaise nourriture, le café, l'eau-de-vie, la
gale ou la scarlatine rentrées en sont la cause. Ainsi,
l'enflure des glandes, les scrofules, le rachitisme ne sont
pas des maladies locales, mais générales et exigent par
conséquent un traitement général et prolongé du Réveilleur, pour obtenir une guérison radicale. Si on voulait
dès le début appliquer le Réveilleur directement sur les
gonflements, on manquerait complètement le but. On doit
d'abord avoir soin de ne se nourrir que d'aliments composés de végétaux, ensuite de viande fraîche, bœuf, mou-
ton, etc., mais pas d'oie, canard, porc, anguille. Pas de
café, beurre frais, ni lard ; pas d'eau de-vie, ni de vins
capiteux. En revanche faire un grand usage d'eau fraîche
seule ou coupée avec du lait ou un jaune d'œuf délayé,
et légèrement sucrée. La boisson la plus salutaire est la

tisane de feuilles de noyer, un demi-litre par jour, la moitié, le matin à jeûn ; l'autre moitié, le soir avant de se coucher. Les applications doivent être faites, d'abord trois ou quatre fois sur le dos ; ensuite sur l'estomac et le ventre afin de régulariser la digestion. Puis enfin sur les bosses ou nœuds directement. On les enduit abondamment d'huile, puis on les recouvre avec de la toile pliée en plusieurs doubles, ayant soin de les renouveler fréquemment, parce que le virus des scrofules s'y dépose successivement. Ne pas faire usage de lits de plume, mais de matelas de crin. (Voyez N° 370, 455). Enfin, pour hâter le retour à une santé parfaite, le malade doit prendre, tous les dix à quatorze jours, de une à trois gouttes d'huile dans un jaune d'œuf, bouillon ou autre liquide, sans boire d'eau fraîche après.

427. Sel *(Du)*. — Voyez N° 429. Celui qui ne vise qu'à une guérison superficielle, a raison de suivre le conseil des médecins et d'aller aux eaux de sources salées ou autres, car, dès le début, ces eaux stimulent les fonctions de la peau et augmentent l'évaporation. Cependant on peut journellement constater les tristes résultats qui s'en suivent lorsqu'on voit des malades, après plusieurs séjours dans ces établissements, avoir les pieds et les mains enflés et des douleurs plus aiguës qu'auparavant.

428. Sel (*Acide de*) **brut** — On met une once de cette substance dans un litre d'eau, on l'agite et on met sur la bouteille : N° 1. C'est un remède peu coûteux (car une livre d'acide de sel ne se vend que 25 ou 30 centimes), et très-efficace contre la goutte, le rhumatisme et les ganglions. Employé sur des parties exemptes de douleur, l'effet en est complètement nul ; mais pour l'appliquer sur les parties souffrantes, on en prend un peu dans le creux de la main et on frotte cette partie jusqu'à ce que la main ainsi que l'endroit frotté soient secs. Après chaque opération, on doit se frotter la main. Deux heures

après, on répète l'opération. Après plusieurs frictions, la
peau rougit, il se produit une chaleur d'abord agréable,
mais qui ne tarde pas à augmenter jusqu'à devenir insupportable. Alors, au lieu de frictionner toutes les deux
heures, on n'use plus du remède que trois fois par jour,
le matin, a midi et le soir. Si l'eau se trouve trop forte,
on y ajoute moitié d'eau et on met sur le contenant : N° 2.
Si ce N° 2 devient trop faible et ne produit plus de brûlure, alors on reprend le N° 1. On continue à opérer
ainsi jusqu'à ce qu'il ne se produise plus d'éruptions.
S'il survient un abcès plus ou moins profond, on humecte
premièrement les bords, puis l'intérieur de l'abcès avec
le N° 2 et ensuite avec le N° 1 ; on aura soin d'écarter
constamment les croûtes et le mal sera promptement guéri.
La gangrène ne peut se produire, car l'acide de sel constitue un préservatif aussi efficace que l'huile Baunscheidt,
que l'on peut d'ailleurs employer avec le même succès
pour guérir ces abcès. Cet acide, même le N° 2, doit être
manié avec quelque précaution ; par exemple, ne pas trop
l'approcher du nez, car on pourrait le répandre, et, en
tombant sur les vêtements, il produirait des tâches et
même des trous. Avec cette substance, on dissout aisément
l'écorce de carbonate calcaire qui se forme souvent dans
les carafes ou autres vaisseaux à déposer de l'eau. Il
détruit les tâches d'encre sur le bois aussi bien que sur
les doigts. Les nœuds ou renflements articulaires de la
goutte, aux doigts, par exemple, régulièrement frottés
toutes les deux heures avec l'acide de sel N° 1, s'amollissent, enflent et percent. Alors on continue à les frotter
trois fois par jour, et on les guérit avec l'huile Baunscheidt, laquelle rend aux doigts leur souplesse primitive.
Une servante, soignée par un médecin pendant très-
longtemps et enfin déclarée incurable, allait subir l'amputation, lorsqu'on l'engagea à voir un Baunscheidtiste ;
celui-ci lui remit une chopine d'acide de sel et l'engagea
à se frotter le bras devenu incurable. Le bras devint

rouge, suppura, se couvrit d'une croûte brune qui tomba d'elle-même ; la malade était guérie. Point n'est besoin de dire sa joie.

Un jeune garçon de 12 ans avait depuis longtemps un orteil très-malade, de nombreux remèdes furent employés sans succès, et le médecin finit par déclarer l'amputation nécessaire. Alors on eut recours à l'acide de sel, et le résultat fut le même que pour la servante. C'est ainsi que se confirma l'efficacité de ce simple remède dans de nombreuses et différentes circonstances. Grand nombre de femmes se sont guéri les nœuds ou malléoles des pieds. Pour achever la guérison complétement, on devrait toujours terminer le traitement par une application du Réveilleur. (Voyez Nᵒˢ 131, 523).

429. Sel de cuisine. — Le sel n'est une nécessité ni pour les hommes ni pour les animaux, mais simplement une épice ; moins on en use et mieux on s'en trouve. Sans doute, il est nécessaire à la conservation des viandes et des poissons, mais on sait aussi qu'avant de cuire les poissons salés on est obligé de les dessaler et les viandes salées produisent un sang âcre, le scorbut, amollissent et gercent les membranes des intestins, et causent ainsi des morts prématurées.

430. Serine de Canarie. — Souvent les serines succombent faute de pouvoir pondre ; si, dès qu'on s'en aperçoit et qu'on soupçonne le mal, on met une parcelle d'huile Baunscheidt sur le conduit de la ponte, il s'élargit immédiatement.

431. Soda gastralgique. — Sensations désagréables de chaleur, montant de l'estomac à la gorge, et provenant de refroidissement d'estomac, d'aigreurs causées par l'usage d'aliments gras et de boissons acides. (Comp. Nᵒˢ 148, 146). Usage fréquent de tisane d'avoine, d'orge ou de riz, puis applications sur l'estomac.

452. Somnambulisme. — On entend, on parle, on marche, etc., pendant le sommeil, sans en avoir conscience. L'affluence du sang à la tête, des vers ou une imagination ardente en sont la cause. (Comp N°s 54, 136).

433. Somnolence (*Léthargie*). — Sommeil persistant, extraordinaire, se prolongeant des semaines, des années et jusqu'à 4 ans dans un cas observé. Les personnes disposées à cette affection usent généralement d'aliments trop liquides, particulièrement les femmes. Règles dérangées, maux de nerfs, émotions, maladie mentale, transport au cerveau, transpiration de la tête, telles sont les différentes causes de cet état anormal. Accompagné d'assoupissements il est, chez les enfants, le précurseur de l'hydropisie du cerveau ; chez les personnes âgées, celui de l'apoplexie. Applications sous les pieds, sur les mollets, le dos, la poitrine, le ventre et derrière les oreilles.

434. Sourcils (*Les*) **repoussent**. — A la suite d'une fièvre miliaire rentrée, les sourcils étant tombés, ont parfaitement repoussé au moyen de l'huile.

435. Sueurs nocturnes. — Si, après une application du Réveilleur, il se produit la nuit une transpiration, on doit avoir bien soin de ne pas l'interrompre, lors même qu'il faudrait souvent changer de lit et de linge, parce qu'ainsi les matières morbides sont abondamment excrétées. Si, par une imprudence quelconque, la transpiration était interrompue, il faudrait, sans le moindre retard, appliquer le Réveilleur sous les pieds, sur les mollets, le dos, la poitrine et le ventre, afin de ramener la sueur le plus tôt possible. Si les punctures tardent à rougir, il faut renouveler promptement les punctures et l'onction d'huile, jusqu'à ce que les parties puncturées rougissent. Avoir soin de bien couvrir d'ouate. En agissant ainsi, on est sûr de sauver le malade. La sueur naturelle est salutaire. Celle du matin affaiblit et doit être évitée ; on doit donc prendre soin de se couvrir en se levant. Des transpirations abondantes et persistantes sont un indice du refroidissement habituel des pieds (N° 354), et de la faiblesse de la peau. Pour la ranimer, on lave le corps d'abord avec de l'eau tiède et savonneuse, et bientôt après une décoction de feuilles de sauge dont on boira également de la tisane. Éviter l'usage des lits de plume.

436. **Suicide** (*Dispositions au*). — Voyez N°° 251, 257, 254, 255, 220.

437. **Suppuration de la vessie**. — Suite d'inflammation de la vessie ; se manifeste par des gonflements brûlants et douloureux, chaleurs, urine rouge, constipation, fièvre, vomissements et hoquet. Applications sur les mollets, le dos, principalement sur les reins et les environs de la vessie. Si le pouls devient trop élevé, il faut affaiblir l'huile Baunscheidt avec de l'huile d'amande douce. Mais sitôt que l'irritation cesse, il faut reprendre l'emploi de l'huile pure, et le malade recouvrera bientôt la vigueur et la santé.

438. **Syphilis**. — Maladie vénérienne connue depuis 1493 ; maligne, contagieuse et très-lente à guérir, elle a son siège aux parties sexuelles. Après un ou plusieurs jours de contact impur, la personne ressent une démangeaison brûlante, une douleur aiguë dans le tube urinaire ou vagin ; la sécrétion de l'urine devient douloureuse, les parties se gonflent et s'enflamment. Puis il se produit une sécrétion, d'abord liquide, claire, mais s'épaississant graduellement et d'une teinte jaune verdâtre ; gonorrhée, qui ronge les parties environnantes ; les douleurs augmentent ; de graves inflammations d'yeux apparaissent, ainsi que des ulcères ou chancres. Il se produit des bubons inguinals qui percent ; le fond du gosier se couvre d'abcès, puis l'os nasal, la mâchoire supérieure, etc., etc., sont atteints d'ulcérations ; des douleurs aiguës des os causent la perte du sommeil, une fièvre lente et une

ulcération croissante des os conduisent à une mort lamentable. Les médecins qui prétendent guérir cette maladie par le mercure ne font que substituer un mal à un autre, mais quel que soit le moyen employé, le malade succombe toujours. Cette maladie peut devenir héréditaire et se transmet aux enfants nés de parents infectés. Elle peut encore être contractée par le contact des lèvres, soit en s'embrassant, soit en buvant à la ronde dans le même verre, soit par des pipes, des cabinets d'aisance, etc. Pour un mal si grave et si dangereux, il faut appliquer le Réveilleur abondamment et vigoureusement sur le dos et le ventre, ensuite sur la partie supérieure interne et assez élevée des cuisses ; le gland ou le vagin doivent être enduits d'huile. (Nos 56, 374). Si le mal menace de gagner le cou, appliquer le Réveilleur sur la nuque et derrière les oreilles. Les tumeurs doivent également être ponctuées ; les onctions d'huile doivent être abondantes. On ne saurait prendre trop de précautions pour éviter le moindre contact avec les linges ou vêtements souillés des suppurations. Après chaque opération, avoir bien soin de nettoyer minutieusement l'instrument et le pinceau pour étendre l'huile ; si c'est une barbe de plume, on la jette au feu. Pour les enfants, l'onction d'huile suffit sans employer le Réveilleur.

T

439. Tartre , émétique ou stibié. — Préparé en onguent, au moyen de saindoux, il est fréquemment employé par la médecine contre la variole. Il produit en effet une éruption, parce que la nature agit pour expulser du corps le poison introduit par l'emploi de cet onguent. Pris en certaine quantité à l'intérieur , il cause une mort certaine. Un seul grain, du poids d'un grain d'orge, dissous dans de l'eau, cause des vomissements. L'emploi de l'onguent, ainsi préparé, non-seulement détruit l'épiderme, mais encore brûle le derme, au point qu'après trente ans on ressent encore des douleurs sur les parties qui en ont été enduites, et la médecine est impuissante à remédier à cet état.

440. Teigne. — Eruption écailleuse de la tête, elle provient de la malpropreté de la tête et du corps, d'aliments insalubres, trop irritants ou encore trop abondants, ou d'être trop couvert ou trop chaudement vêtu. En général, la tête comme le corps doit être tenue très-proprement au moyen d'eau tiède légèrement savonneuse, et passée ensuite au peigne et à la brosse. La teigne devient contagieuse, lorsque les écailles se gercent et que des fissures il s'échappe une matière corrosive et infectante ; les mêmes soins de propreté sont nécessaires Applications sur les mollets, le dos, la nuque, la poitrine, le ventre et enfin derrière les oreilles. Les teignes même doivent être enduites d'huile, par ce moyen on en est promptement débarrassé. (Comp Nos 420, 357).

441. Tétanos. — Insensibilité de toute sensation externe et immobilité avec une flexibilité cérumineuse des membres, les sens concentrés et comme paralysés à l'intérieur n'ont aucune action sur le corps La respiration et la circulation ont leurs cours habituel. L'attaque dure quelques minutes, des heures, quelquefois même des jours entiers. Ensuite, réveil comme d'un profond sommeil. Souvent le malade entend ou perçoit par le creux de l'estomac ou par la plante des pieds (il ne faut donc pas négliger d'y appliquer le Réveilleur). Ce mal atteint généralement le sexe féminin. C'est une affection nerveuse, No 279. Comme l'épilepsie, No 136. Danse de Saint Guy, No 103. Les causes sont le plus souvent l'hystérie, No 221. L'onanisme, No 292. Les vers intestinaux, No 486. Un déplacement de rhumatisme, No 395. Ou encore la goutte,

N° 185. Une sensibilité qui va jusqu'à l'exaltation, l'instinct sexuel surexcité et non satisfait. Les applications doivent donc avoir lieu suivant les causes, il faut apporter dans le traitement patience et persévérance.

442. Tête chauve. — C'est le résultat de la goutte ou des rhumatismes du cuir chevelu ; les cheveux blanchissent ou tombent parce que la racine est paralysée. Applications sous les pieds, sur les mollets, le dos, l'estomac et le ventre et derrière les oreilles, puis enduire le cuir chevelu abondamment d'huile. Après l'éruption, les croûtes doivent être enlevées le plus tôt possible ; puis on lave la tête avec de l'eau tiède faiblement savonneuse, on la brosse avec soin et on l'enduit de nouveau d'huile jusqu'à ce qu'il ne se produise plus aucune éruption. Alors il apparaîtra bientôt une nouvelle pousse de cheveux, que l'on continuera à fortifier au moyen de l'huile Baunscheidt. (Comp. N° 252, 60).

443. Tête (*Hydropisie de la*). — Hydropisie du cerveau des enfants. Les os du crâne sont séparés, la tête très grosse, les pieds très-maigres ; l'enfant se couche généralement sur le ventre et le front incliné ou la tête en avant et de côté, le regard est louche et fixe. Applications aux mollets, sur le dos et surtout sur la surface des reins jusqu'à ce que l'urine évacue abondamment.

444. Tête oblique. — Il s'est présenté un cas où le côté droit du crâne était de plus de trois centimètres plus élevé que le côté gauche. Applications sur le dos, la nuque, derrière les oreilles, puis enduire la tête d'huile.

445. Toux rhumatismale. — Applications sur le dos, entre et sur les épaules, abondamment sur l'estomac et le ventre. Pour faciliter les expectorations on puncture également le haut de la poitrine et les clavicules. Tout rhume, de quelque nature qu'il soit, peut devenir dangereux s'il est négligé. Il est toujours une cause d'épuisement par suite de l'expulsion des matières étrangères soit des poumons (Nos 356, 155), de l'estomac (N° 148), du foie (N° 171), de l'intestin (Nos 79, 486, 489). Que ce soit une toux d'estomac, du foie, de vers, de poumons, de sang (N° 416), la plus grande propreté du corps au moyen de lavage d'eau tiède et de linge toujours très propre, est indispensable. Quelques prunes sèches mangées pendant quelques jours, le matin à jeun, donnent la pituité et provoquent le dégagement de la gorge.

446. **Tranchées.** — Applications abondantes et vigoureuses sur le dos et le ventre ; enduire également abondamment d'huile. Si les douleurs persistent, on renouvelle l'application et l'onction d'huile immédiatement, sans tenir compte de la première. S'il y a constipation, on prend trois ou quatre gouttes d'huile dans un jaune d'œuf. (N° 79).

447. **Transpiration.** — Accroissement d'évaporation. (N° 448). Une légère transpiration de nuit est salutaire, et ne doit pas être interrompue. Les transpirations du matin sont suspectes à cause de la phthisie dont elles sont un des symptômes ordinaires. Les transpirations qui répandent une odeur aigre, sont le signal de la fièvre miliaire, une odeur infecte, la fièvre putride. Transpirer facilement indique de la faiblesse de la peau par suite de l'habitude d'être vêtu trop chaudement, ou l'usage des lits de plume, l'air emprisonné des chambres. Les sueurs froides indiquent une faiblesse extrême. Des applications sur le dos rétablissent promptement la transpiration salutaire naturelle.

448. **Transpiration** (*De l'importance de la*). — Si l'on veut éviter les troubles de la santé, il faut veiller soigneusement à établir une constante et régulière évaporation de la peau, au moyen de laquelle se fait l'expulsion des matières morbifiques. On entretiendra l'activité

de la peau en se lavant fréquemment avec de l'eau tiède légèrement savonneuse, puis s'essuyer en se frottant avec un linge un peu grossier , et changer souvent de linge de corps. L'emploi du Réveilleur est le meilleur moyen pour rétablir l'évaporation interrompue.

449. Tremblement. — Il peut être causé par la faiblesse, mais plus ordinairement il est le résultat d'un rhumatisme du dos. En principe, c'est toujours un mal nerveux. Pour le tremblement des mains, applications sur et entre les épaules, puis sur le bras et l'articulation de la main. Pour le tremblement des jambes et des pieds, applications sur les reins, les genoux, les cuisses, entre les mollets et le tibia, du côté extérieur et tout autour des chevilles. Toutes ces parties doivent être régulièrement puncturées, puis le troisième jour renouveler l'onction d'huile. Par ce procédé, les nerfs redeviennent souples. Pour le tremblement de la tête, voyez N° 98.

450. Trichines. — Petits animalcules ayant l'apparence de petits points blancs dans la chair du porc cru, lesquels, absorbés avec la chair, pénètrent dans les muscles, produisent des inflammations, des douleurs et une mort rapide. Applications sur le dos, l'estomac, le ventre et les parties souffrantes. Prendre de trois à cinq gouttes d'huile dans un jaune d'œuf, puis un peu d'eau fraîche. (Comp. N° 79).

451. Tubercules. — Ce sont de petites bulles remplies d'eau salée jaunâtre, produite par la transpiration des poumons malades. Elles disparaissent promptement par une application sur le dos et la poitrine, elles remontent en éruption sur la peau et sèchent. (Comp. N° 350).

452. Tumeur anthéromateuse. — Voyez N° 122.

453. Tumeur fongueuse. — Voyez N°s 361, 46. Elle peut se produire partout ; ainsi, un médecin se disposait

à amputer un doigt qui en était atteint, mais l'huile
Baunscheidt le guérit promptement. La tumeur fongueuse
est formée par un dépôt de sang corrompu ; donc l'emploi du Réveilleur est le meilleur procédé pour l'expulser.
La peau de la tumeur est d'abord rose, ensuite bleuâtre
et enfin noirâtre ; alors elle se rompt et présente l'aspect
d'un chou-fleur. L'application du Réveilleur doit avoir
lieu autour et directement sur la tumeur. Si elle est
ouverte, on introduit l'huile le plus profondément possible. (Voyez Nᵒˢ 29, 27, 32).

454. Tumeur glanduleuse. — Voyez Nᵒˢ 370, 426.
Petits ganglions isolés ou plusieurs réunis, durs, indolores
et mobiles, se produisant lentement. Généralement, les
glandes du cou, sous les oreilles et le menton, se gonflent,
celles qui sont situées sous les aisselles, aux flancs, à la
poitrine, au mésentère, aux poumons, etc., se gonflent
moins. Traitement comme au Nᵒ 426 (scrofules).

455. Tumeur lardacée (*Tumeur enkistée*). — Voyez
Nᵒ 122.

456. Tumeur sanguine. — Une tumeur de cette nature, grosse comme le poing d'un homme, s'étendait
derrière l'oreille droite jusqu'à la nuque ; on appliqua le
Réveilleur sur le dos, sur et entre les épaules et sur la
tumeur, sur laquelle on opéra par la suite tous les quatre
jours, puis tous les deux jours.

457. Tumeur spongieuse. — Applications sur le dos,
l'estomac et le ventre. Puis prendre de une à cinq gouttes
d'huile dans un œuf mollet (avec eau fraîche par-dessus),
suivant l'âge et la force du malade. (Comp. Nᵒ 79).

458. Typhus (*Täche*). — Cette maladie est contagieuse,
se répand par le contact de l'air, et emporte 20 pour cent
des personnes qu'elle atteint. Le gonflement du foie et la
jaunisse en sont les indices. Ainsi, voir maladie du foie,

N° 171. **Applications sur le dos, l'estomac et le ventre, puis abondamment et vigoureusement sur le foie et la rate. (Comp. N°ˢ 157, 459).**

459. **Typhus** (*Typhoïde*). — Fièvre nerveuse, maligne, contagieuse. (Comp. N° 157). Applications sous les pieds, sur les mollets, le dos, abondamment sur la poitrine, l'estomac et le ventre.

U

460. **Ulcère aux amygdales.** — Traitement comme au N° 472.

461. **Ulcère au cou.** — Dans un cas résultant de la débauche, la luette était complètement rongée, le dos et la poitrine étaient couverts d'ulcères horribles, près de la corruption. Applications sur le dos, le cou, la poitrine, l'estomac, le ventre et surtout autour des plaies.

462. **Ulcère dans l'estomac.** — Applications sur la région de l'estomac ; prendre pendant quelques jours de 3 à 5 gouttes d'huile dans du bouillon ou autre décoction, sans prendre d'eau fraiche après.

463. **Ulcère à la figure.** — Applications sur le dos et derrière les oreilles.

464. **Ulcère fistuleux.** — Il forme des passages, des fistules. Applications sur le dos et autour de l'ulcère. Une ou deux fois par jour, au moyen d'une barbe de plume, on introduit l'huile dans les fistules et, vers la fin, moins souvent.

465. **Ulcère aux gencives.** — Applications derrière les oreilles.

466. Ulcère dans le gosier.— Applications sur le dos, la nuque et derrière les oreilles.

467. Ulcère au bout du nez. — Dans un cas où tous les moyens pharmaceutiques étaient restés sans aucun effet, une application sur le dos, la nuque, derrière les oreilles et un trait sans huile auprès de l'aile du nez, amenèrent une guérison radicale.

468. Ulcère à la nuque. — Applications autour de l'ulcère et onction d'huile directement dessus.

469. Ulcère aux ongles. — Dans un cas où les ongles étaient tombés aux deux pieds, on craignit la gangrène. Le malade ne pouvait se tenir sur ses pieds. On appliqua le Réveilleur sur le dos, les mollets et sous les pieds. Après avoir nettoyé les plaies avec de l'eau tiède, on les oignit d'huile ; les plaies devinrent noires et sèches. Les douleurs et les élancements s'accrurent, mais pour se calmer bientôt ; la couleur naturelle des chairs reparut, et enfin une parfaite guérison fut le résultat définitif.

470. Ulcère dans l'oreille. — Applications sur le dos et derrière les oreilles ; si le mal est opiniâtre, il faut de plus appliquer l'instrument sous les pieds et sur les mollets.

471. Ulcère sous l'œil. — Dans le cas qu'il nous fut donné d'observer, l'ulcère était si profond que le pus s'écoulait par les narines. Après quatre applications sur le dos et derrière les oreilles, le mal avait complètement disparu.

472. Ulcère au palais. — Applications sur le dos, la nuque, derrière les oreilles, la face supérieure du cou et le dessous du menton.

473. Ulcère dans la tête. — D'après les médecins,

la dame qui en était atteinte était complètement privée
de sommeil. Une application sur le dos et derrière les
oreilles amena une prompte guérison.

474 Urine (*Affection d'*). — Quelle qu'en soit la nature, la continence ou l'incontinence d'urine sont promptement guéries par l'application du Réveilleur sur le dos,
surtout sur les reins et les environs de la vessie. Dans
les cas graves de continence, l'usage de la tisane de graine
d'orties est très salutaire. On la cueille au mois d'octobre
ou décembre, lorsque la graine est bonne et mûre ; on
prend la tige avec les grappes et les petites feuilles et on
la sèche à l'ombre, puis on enlève grappes et feuilles,
on les fait sécher sur un poêle ou une plaque, ensuite
on frotte le tout dans les mains, on jette le plus gros
et on réserve la partie fine pour s'en servir à l'occasion.
On prend de cette poudre environ deux cuillerées à
bouche que l'on fait infuser dans un litre d'eau bouillante. Si le malade, déjà trop gonflé, ne peut pas boire
cette tisane, on en imbibe un linge en plusieurs doubles,
on le presse légèrement et on l'étend sur les parties avoi-
sinant la vessie et sur les parties sexuelles. Deux médecins
traitant un malade, gravement atteint de continence d'u-
rine, me déclarèrent qu'avant deux heures la vessie écla-
terait. Avant l'accomplissement de ce temps, l'urine
s'écoula régulièrement par l'effet des épithèmes d'ortie que
l'on avait appliqués. Si le tube urinaire est affecté de
quelque contriction, on applique quelques traits du Réveilleur au côté inférieur. Dans un cas très grave, l'urine
transsuda constamment, après avoir mis quelques gouttes
d'huile à l'extrémité du tube urinaire, il en sortit une
membrane muqueuse de la longueur de trois pouces, qui
avait obstrué le tube, et dont l'expulsion mit fin au mal.
Si la sécrétion d'urine cesse complètement par suite de
l'hydropisie du derme, pendant la fièvre scarlatine, on
emploie, outre le Réveilleur, un onguent composé de

graines de genièvre pilé avec un peu de camphre et de beurre sans sel, que l'on frotte dans les environs des reins. (N° 355). On doit toujours avoir soin de dégager la vessie, car cet organe, lorsqu'il est surchargé, agit bien plus que tout autre sur les facultés intellectuelles. L'action de retenir l'urine cause souvent, chez les personnes âgées, le rhumatisme de la vessie. L'urine, à l'état normal, est de couleur jaune paille et reste claire. Les personnes fortes la produisent plus colorée et d'une odeur plus pénétrante ; chez les personnes faibles, elle est plus pâle, écumeuse et dépose. En été, la quantité émise est moindre et plus foncée en couleur ; en hiver, elle est plus pâle et plus abondante. Le travail la rend plus foncée et réduit la quantité, le repos produit le contraire. Chez les femmes, elle est plus pâle et dépose davantage. Boire beaucoup augmente la quantité et la rend plus pâle ; la rhubarbe la rend jaune foncé ; les asperges la font sentir mauvais ; pendant la digestion elle est trouble ; une ou deux heures après le repas, elle n'indique rien ; mais six heures après le repas, elle aide à juger des maladies ; il faut, dans ce cas, l'avoir laissé déposer deux heures après l'émission. L'urine rouge indique fièvre, chaleur interne, inflammation ; lorsqu'elle est épaisse et forme un dépôt sanguin, c'est l'indice d'une disposition à la décomposition ou à la dissolution du sang. En cas de putridité ou de passage d'une inflammation à la gangrène, il est épais et noir. A un haut degré de consomption elle présente des yeux de graisse à la surface. L'urine d'un jaune safran vient du fiel ; si, en y plongeant un fragment de linge ou de papier, ils sont teints en jaune, c'est l'indice de la jaunisse. L'urine verdâtre indique le mélange du fiel détérioré avec le sang, le pus, une exulcération interne, par exemple des reins. Un nuage transparent à la surface même d'une urine claire, indique une crise ou décision de la maladie. Il en est de même lorsque le nuage se forme au fond du vase. Si le nuage remonte, la crise est imparfaite. Si l'urine, précédemment claire, dépose ensuite, ou si après avoir été trouble et épaisse elle se clarifie et forme un dépôt au fond, la crise est favorable. Le dépôt est de bon augure s'il se forme promptement, blanc ou grisâtre, léger, uniforme, élevé au centre. Si au contraire il est épais, lourd, déchiré, d'une teinte vicieuse, c'est d'un mauvais présage. Un dépôt rouge ou couleur de brique indique la fièvre froide, le rhumatisme. Un dépôt blanc ou crayeux, avec une urine épaisse et foncée indique la goutte ou des calculs urinaires ; un dépôt foncé ou noir annonce un état de putridité. L'urine claire, aqueuse, fréquemment disposée à la sécrétion, indique des crampes ; l'urine pâle, troublée, variable, en cas de fièvre, annonce la fièvre de nerfs. Chez les enfants, l'urine laiteuse annonce des vers. Une trop grande aquosité avec interruption de l'évaporation de la peau est le signe du diabète ; l'urine est inodore et contient des matières sucrées jusqu'à une once par litre ; cette quantité peut s'élever jusqu'à cinquante et même jusqu'à cent grammes par jour. Les médecins reconnaissent rarement ce mal ; alors ils le déclarent incurable et le traitent comme la consomption. D'après le Nº 8, une personne atteinte de ce mal et longtemps traitée, sans succès, par des célébrités, fut rapidement guérie par l'emploi du Réveilleur.

475. Uriner au lit. -- Applications sur le dos, surtout sur la surface des reins, puis le ventre. Plus tard, la surface interne et supérieure des cuisses. Si les pieds sont froids, c'est par eux qu'il faut commencer, puis sur les mollets, ensuite sur le dos, etc. On doit s'abstenir le soir de toute boisson. Se coucher sur le côté gauche détermine l'évacuation des vers. (Comp. Nᵒˢ 474, 486).

476. Utérus (*Rupture de l'*). — Voyez Nᵒˢ 258, 275, 108.

V

477. Vaccin (*Annulation du*). — On lave le vaccin le mieux et le plus tôt possible avec de l'eau fraîche. De cette façon on satisfait à la loi et on a la consolation de n'être pas empoisonné.

478. Vaccin (*Le*) **est nuisible**. — Voyez N° 479.

479. Vaccination (*Du danger de la*). — C'est un empoisonnement médical ; la gale, des dartres, des tumeurs glanduleuses, les scrofules, en sont la conséquence. Des médecins très experts et très-considérés : docteurs Nittinger, Lutze, Betz, etc., etc., le condamnent de toutes leurs forces. M. Baunscheidt préféra payer l'amende que de laisser vacciner aucun de ses enfants ; il les traita au moyen de son Réveilleur qui purifie le jeune sang de la petite vérole, tandis que par la vaccination on y introduit visiblement une substance vénéneuse. Le docteur Schawenberg dit à ce sujet que la vaccine obligatoire est un véritable massacre des enfants.

480. Varices. — Se produit généralement aux jambes. On dégage facilement le sang figé par la sangsue artificielle de M. Baunscheidt, lorsque le sang clair reparait, on humecte la petite plaie avec l'huile et aussitôt le sang cesse de couler. Ensuite on applique le Réveilleur autour des varices et on enduit le tout d'huile.

481. Varices (*Dilatation des*). — Aussitôt que l'on s'aperçoit qu'une varice s'est rompue, on doit laisser couler le sang noir et corrompu jusqu'à ce que le sang sain et clair reparaisse ; alors on met de l'huile Baunscheidt sur la rupture, on couvre avec du linge en ayant soin de former comme un petit tampon sur le dessus, puis on bande avec soin. On peut éviter la rupture en donnant un trait de la sangsue artificielle sur la varice, en suivant le procédé ci-dessus. (Voyez N° 480).

482. Virus vermiforme. — Maladie particulière aux enfants et causée par la malpropreté et la mauvaise nourriture. La peau semble morte, est flasque, pâle et sèche, remplie d'une quantité de petits points noirâtres et élevés d'où sort, par la pression, une matière épaisse semblable à de petits vermisseaux. L'amaigrissement, la faiblesse et généralement la mort en sont les conséquences. Laver tout le corps avec de l'eau tiède savonneuse ; frotter la peau avec une brosse ou de la grosse toile, puis appliquer le Réveilleur sur le dos, l'estomac et le ventre, plus tard derrière les oreilles.

483. Veine déchirée. — Cet accident étant arrivé à une personne, par suite d'un coup de pied de cheval à la cuisse, les secours des médecins restèrent sans résultat, mais l'application abondante et vigoureuse du Réveilleur pendant cinq semaines, amena une parfaite guérison.

484. Ventosités. — Développement excessif d'air dans l'estomac et l'intestin, lequel apporte des troubles dans le sommeil, embarrasse la respiration, produit des angoisses, des divagations, des douleurs, des palpitations du cœur et des bruits assez semblables à des coassements. Cette indisposition provient du refroidissement et de faiblesse. Applications sur le dos, toute la surface de l'estomac et le ventre, sous les pieds également, s'ils sont froids, et sur les mollets. N° 354 (Comp. N°° 148).

485. Ver au doigt. — Abcès à l'ongle, panaris, attaquant quelquefois plusieurs doigts, l'un après l'autre. C'est une inflammation très-douloureuse du bout des doigts. Elle provient d'un refroidissement subit immédiatement après avoir éprouvé une forte chaleur, lorsqu'on est obligé de plonger souvent ses mains dans l'eau froide,

On ressent d'abord une douleur sourde, palpitante, qui devient bientôt insupportable, au point d'empêcher de dormir la nuit, principalement autour de l'ongle, le doigt devient rouge, gonflé, les doigts voisins, la main et même le bras sont quelquefois atteints. Par un traitement maladroit, on peut perdre une phalange, la main, et même la vie, si la gangrène vient à se déclarer. Mais si on applique le Réveilleur à temps sur l'avant-bras, qu'on fasse un trait sur le mal même, renouvelant chaque jour l'onction d'huile et bien couvrir de ouate, le ver est bientôt détruit. Si l'abcès est déjà formé, on en éloigne le pus, puis on applique un léger trait du Réveilleur et on introduit l'huile dans la plaie même. Lorsque l'ongle tombe on forme avec de la cire blanche et molle, un modèle de l'ongle du doigt semblable de l'autre main, on le laisse refroidir, puis on l'applique à l'endroit de l'ongle du doigt malade, et celui-ci repoussera parfaitement. Si ce mal se reproduit souvent, il faut ajouter plusieurs fois une application du Réveilleur sur le dos, les épaules et tout le bras.

486. **Vers intestinaux.** — Que ce soit l'ascaride lombricoïde ou vermiculaire, le ver filiaire, le ver solitaire ou ténia, à anneaux longs et larges, les symptômes sont : la pâleur du visage, les yeux entourés d'un cercle bleu ; à jeun, la bouche s'emplit de salive ; fréquentes démangeaisons au nez, tressaillements pendant le sommeil, grincements de dents, l'envie de se coucher sur le ventre, chaleur et démangeaisons importunes à l'anus, surtout le soir ; fréquents maux de ventre, sensation de rebondissements dans les environs du nombril, ou comme si quelque chose montant subitement du côté gauche au cou, en retombe aussitôt, ou enfin comme une pelote mobile et agitée comme les vagues de la mer. Chez les enfants et les adultes, les vers produisent souvent des maux plus ou moins dangereux, crampes, hémorrhoïdes, danse de

St-Guy, épilepsie, flatuosités, délire, rage, congestion, etc., etc. Application serrée du Réveilleur autour du nombril, puis oindre abondamment toute la surface du ventre, et vingt-quatre heures après les vers s'en iront. Lorsque l'on soupçonne qu'un malade souffre des vers, on agit de la même manière jusqu'à parfaite guérison. Par intervalles, on fait aussi une application sur le dos. Dans des cas graves, on donne également deux ou trois gouttes d'huile à prendre dans un jaune d'œuf avec un verre d'eau par dessus. (Voyez N° 79).

487. **Ver du pouce.** — Une servante se plaignant de douleurs au bras droit, à la main et surtout au pouce, le bras entier était très-enflé. On appliqua le Réveilleur sur tout le bras et deux traits sur le pouce. Le lendemain il en sortit un ver long à tête noire ; le mal était complétement guéri.

488. **Ver solitaire.** — L'indice le plus certain de sa présence, c'est lorsqu'on s'aperçoit qu'on en a rendu un ou plusieurs anneaux, ensuite lorsqu'on sent quelque chose monter du côté gauche jusqu'à la gorge, puis retomber ensuite dans l'un des côtés du ventre, ou comme une pelote mobile, ainsi que nous l'avons dit plus haut, et encore une sensation de sucement dans le ventre, le vertige, des titillations, la surdité, un engourdissement des doigts, des mains et des pieds. Ces malaises cessent immédiatement après avoir avalé une gorgée d'eau-de-vie ou d'essence de vermouth. Applications abondantes et vigoureuses sur tout le ventre et aussi serrées que possible, surtout autour du nombril, puis prendre de 3 à 7 gouttes d'huile dans un œuf, avec un verre d'eau fraiche par dessus. (N°⁵ 79, 486, 489).

489. **Vermineuse (***Maladie***).** — Il se rencontre des tempéraments qui produisent des vers au point qu'ils s'échappent d'eux-mêmes par le nez. Cet état est la **preuve**

d'une grande faiblesse de l'estomac et du tube intestinal. On fortifie le sang au moyen d'applications répétées du Réveilleur (Nos 446, 148), puis se nourrir de viande, faire beaucoup d'exercice, boire beaucoup d'eau ferrée de forge. On dépose un vase propre contenant de l'eau fraîche, dans une forge, et on prie le forgeron d'y éteindre le fer rouge.

490. **Vérole** (*Petite*).   Pour faciliter et même provoquer l'éruption des matières morbatiques, on applique le Réveilleur sur le dos, la poitrine, l'estomac et le ventre, on enduit largement d'huile. En l'appliquant derrière les oreilles, on évite les marques à la figure. Si l'on applique le Réveilleur dès le début des premiers symptômes, on atténue considérablement la force de la maladie et on prévient tout danger, tandis qu'avec le vaccin on est toujours exposé à avoir le sang empoisonné. (No 479). Le malade doit garder le lit dans une chambre modérément chaude; le moindre courant d'air doit être soigneusement évité. En cas de fièvre, on ajoute l'application sous les pieds et sur les mollets. Tout aliment ou boisson échauffante, comme vin, eau de vie, café, même le bouillon gras, la chair de porc, du saucisson, du fromage, etc., doit être évité et remplacé par des aliments du règne végétal, faciles à digérer, tels que épinards, etc., etc. La meilleure boisson est de l'eau tiède sucrée, du soda, de la tisane de pain, d'orge, de riz, d'avoine, mêlée avec un peu de framboise, de groseille et autres rafraîchissants. Ce traitement aidera beaucoup à la guérison.

491. **Vérole** (*Petite*) **érésypeleuse**. — C'est une sorte d'érésypèle milaire avec éruption de petite vérole. Applications sur le dos, l'estomac et le ventre ; couvrir d'ouate, ainsi que l'érésypèle partout où il se produit. Par des applications sous les pieds et sur les mollets, on l'attire et la fixe vers cet endroit et on finit par l'expulser radicalement.

492. Vérole (*Petite*). — Pour éviter les marques, voyez N° 490.

493. Vérole (*Petite*). — Les mouches propagent très-facilement cette maladie, car on sait que les personnes atteintes de la petite vérole sont généralement assaillies par les mouches. Le docteur professeur Kletzinsky, à Vienne, posa un vase rempli de glycérine fraîche sur une fenêtre ouverte, vis-à-vis de la salle d'un hôpital renfermant des malades de la petite vérole. Un certain nombre de mouches sortant de la salle des malades, et attirées par l'appât, vinrent se poser sur le vase où elles se collèrent à cause de la viscosité de la glycérine ; en s'efforçant de se détacher, elles laissaient au bord du vase une substance que le docteur examina au microscope et reconnut être du venin de la petite vérole.

494. Vérole (*Petite*) **noire.** — C'est la plus dangereuse, la plus douloureuse et la plus horrible des maladies, capable de réduire, en huit jours, un homme à l'état de cadavre et de putréfaction la plus infecte. Le sang corrompu s'en va même par la vessie et l'intestin. Le Réveilleur avec l'huile, ou si le Réveilleur ne peut plus être employé, l'huile seule abondamment étendue sur tout le corps, sera assez puissante pour éliminer tout le poison répandu dans le sang. (N° 490).

495. Vérole (*Petite*) **rentrée.** — Un subit abaissement des graines varioliques et de l'enflure de la figure, lorsqu'ils sèchent trop rapidement et trop tôt, produit ce qu'on appelle une petite vérole rentrée. L'époque la plus dangereuse est celle où les graines ou pustules de la figure commencent à sécher, ce qui ne doit avoir lieu qu'après trois, quatre et même huit jours, autrement il y a danger, et cet accident peut devenir mortel. Applications sur le dos, la poitrine, le ventre, les bras et derrière les oreilles pour attirer de nouveau le poison hors du corps.

496. Vérole (*Petite*) **de la vache.** — Lorsque la moindre parcelle de la gale d'un cheval s'attache au pis d'une vache séjournant dans la même étable, la petite vérole de la vache en est le résultat, et c'est là ce qu'on appelle le vaccin que la science a découvert être salutaire pour l'homme. (N° 479).

497. Vérole (*Petite*) **volante.** — Elle est semblable à la petite vérole, mais sans aucune humidité. Applications sous les pieds, sur les mollets, le dos, la poitrine, le ventre et partout où l'éruption se produit. Pour la figure, on pique les oreilles.

498. Vertèbre (*Inflammation de la*). — On reconnaît cette affection à la douleur que cause le moindre attouchement, ou une éponge imbibée d'eau tiède. Elle est souvent l'avant-coureur de la paralysie. Elle est occasionnée par l'affluence du sang vers les parties supérieures du corps, par les hémorroïdes, une chute, une commotion, une blessure. Applications sur la partie douloureuse et le périmètre.

499. Vertèbre dorsale (*Sortie de la*). — Avec paralysie et insensibilité complète et accompagnée de crampes horribles comme à la suite d'une inflammation de la moëlle épinière. Applications sur la partie souffrante et les environs. (Voyez N° 498).

500. Vertige. — Sensation dans laquelle les objets et le corps lui-même paraissent tourner constamment, quand l'accès arrive au plus haut degré, le malade chancelle et même sa vue s'obscurcit. A un âge avancé, c'est un symptôme d'apoplexie. Des douleurs d'estomac, ou l'affluence du sang à la tête, en est souvent la cause. Applications sous les pieds, sur les mollets, le dos, l'estomac, le ventre et enfin derrière les oreilles. (Comp. N°° 416, 79).

501. Vessie (*Crampes de la*). — Douleurs brûlantes dans les environs de la vessie, surtout au moindre attouchément, urine rouge et chaude. Applications sur le dos, les reins et les environs de la vessie.

502. Vieillesse (*Le Réveilleur de la Vie vaut un séjour à Nice pour la*). — Lorsque l'on approche de la cinquantaine le sang se refroidit, l'activité de la peau s'affaiblit, la transpiration rentre et s'épaissit. Si on avait soin, une fois arrivé à cet âge, d'employer le Réveilleur au printemps et à l'automne, sur le dos, l'estomac et le ventre, on faciliterait la transpiration, le degré de chaleur serait augmenté et la circulation du sang, rendue plus régulière, procurerait autant d'avantage pour la santé qu'un séjour plus ou moins prolongé à Nice.

503. Vésicatoires. — Qu'ils soient cantharides ou de toute autre composition, ils se composent généralement de poisons et ont toujours un effet funeste pour la santé générale.

504. Vomir un animal. — Il arrive souvent que des personnes souffrant de crampes d'estomac, etc., Nᵒˢ 87 148, 272, s'imaginent sentir un lézard ou tout autre animal dans leur estomac. Cependant il s'est présenté un cas où une dame de 38 ans, qui, depuis 18 ans, était sujette à des vomissements si violents que souvent on la croyait morte ; il arriva que, trois heures après lui avoir appliqué le Réveilleur sur le dos, l'estomac et le ventre, elle rendit un véritable animal, long de six pouces, ayant à peu près la taille d'un lézard et la tête d'un serpent. On présume que c'est en buvant de l'eau puisée à une source que cet animal aura dû être introduit dans l'estomac. On ne saurait donc être assez prudent en se désaltérant à une source.

505. Vomissement. — Lorsqu'un malade est obligé de rejeter immédiatement les aliments qu'il vient de prendre, il est évident qu'il y a inflammation d'estomac ou du foie, N°ˢ 148, 171, ou encore la constipation, N° 79. Des vomissements le matin sans avoir la langue chargée, c'est-à-dire sans que l'estomac soit malade, sont un indice de calcul rénal caché, N° 355 avec des douleurs près des reins. Chez les femmes, les vomissements sont l'indice d'un commencement de grossesse. On ne saurait assez recommander le Réveilleur de vie aux femmes enceintes, surtout pour les envies de vomir Dans tous les cas, applications sur les mollets, sur le dos, l'estomac et le ventre. Dans les affections de la pierre, de la gravelle ou grains calculeux, on ajoute les deux côtés des reins.

Y

506. Yeux (*Amaurose des*). — L'amaurose est une perte de toutes les facultés de l'œil, lorsqu'on l'examine attentivement, on voit que les nerfs sont morts. Il y a des amauroses de différentes natures : 1° Le malade perd la vue par degrés et en est arrivé à ne plus voir du tout pendant le jour, mais après le coucher du soleil, il recommence à voir. L'œil est très sensible, la lumière cause des larmes ou des crampes et produit de vives souffrances. Le sang échauffé ou morbide en est généralement la cause. 2° Le malade commence à voir tout comme dans un brouillard, la plus vive lumière ne lui apparaît que comme une faible lueur ; et aussi bien le matin que le soir, il ne distingue rien. Cet état est le résultat d'une faiblesse générale. 3° Des douleurs aiguës se font sentir au-dessus des sourcils, le rayon visuel s'affaiblit, puis une grande lassitude, de la somnolence, des vertiges, la paralysie, vision de mille objets imaginaires tels que mouches, serpents, chenilles, corps brillants, etc., peu à peu un voile noir enveloppe le tout, et finalement, nuit close. 4° Le malade ne voit que la moitié des objets ; l'irritation cause ce malaise. 5° Le mal est comme intermittent. Après des jours, des semaines, des mois, le malade devient subitement aveugle à la même heure. Après un temps plus ou moins long, la cécité cesse pour revenir à époque fixe. Cette affection a pour cause ordinaire : des maux d'estomac, une fièvre froide, des règles dérangées, etc., etc. 6° Parfois il arrive que des femmes deviennent plus ou moins aveugles pendant le temps de leur grossesse jusqu'au moment de l'accouchement. Dans ce cas, il faut détruire l'affluence du sang vers les parties supérieures. Applications sous les pieds et sur les mollets, puis sur le dos et le ventre. 7° L'amaurose peut être aussi héréditaire et dans ce cas elle est incurable. Cependant il y a eu des enfants aveugles-nés guéris par le Réveilleur. (Voyez N° 539). Les causes susceptibles d'être détruites sont : 1° les ganglions, les tumeurs, les dépôts. Applications sur la nuque et derrière les oreilles. 2° Épanchements aqueux, sanguinolents, purulents, provenant de transpiration, de lait ou de règles interrompues. Applications sur le ventre. 3° Affluence du sang vers la tête, par suite d'interruption de flux de sang ordinaire, soit de femmes en couches, etc., grande agitation ou trouble d'esprit prolongé, aliments et boissons échauffants, usage de médicaments, de poisons, tels que belladone, datura, opium, seigle ergoté, ventouses, vésicatoires derrière les oreilles. Tous ces poisons doivent être détournés et expulsés. Ainsi applications sous les pieds, sur les mollets, le dos et derrière les oreilles. 4° Maladie de foie et des reins, anciennes plaies des pieds ou des jambes maladroitement fermées, maladies rentrées, telles que teigne, gale, dartres, fièvre miliaire, rougeole, petite vérole, scrofules, syphilis, plique polonaise, ou encore, plomb, quinine et digitale pourprée pris en médicament. Pour obtenir la guérison, il est important de purifier le sang avant tout, afin de forcer et d'activer la digestion. Applications vigoureuses sur le dos, l'estomac et le ventre, plus tard derrière les oreilles. 5° **Manque de sang à la tête**, provenant de saignées, perte de sang foudroyante, vomissements de sang, diarrhées, mauvaise nourriture, débauches. La circulation du sang doit être ramenée vers la tête. Il faut donc opérer en sens inverse et commencer par les applications derrière les oreilles, sur la nuque et le dos. 6° **Irritation des nerfs**, inflammation de la moelle épinière, épilepsie, crampes, douleurs aiguës et persistantes, vers, pierre et gravelle. Applications sur le dos, le ventre et les mollets, sous les pieds et derrière les oreilles. Si on soupçonne la présence des vers, applications autour et bien près du nombril. Un traitement suivi et persévérant aura raison de toutes ces causes.

507. Yeux blessés. — En cas de blessures légères, applications sur la nuque et derrière les oreilles.

508. Yeux (*Cancer aux*). — Voyez N° 516.

509. Yeux (*Cataracte des*). — Obscurité graduelle. Les objets apparaissent comme enveloppés d'un voile léger, épaississant constamment. Quelquefois on croit voir des étincelles, des rayons de feu. Les objets se distinguent mieux de côté qu'en face, mieux dans l'obscurité qu'en pleine lumière; finalement, cécité complète. On ne sent aucune douleur, le voile ou brouillard est blanchâtre, gris ou jaunâtre, rarement jaunâtre ou brun. Cette affection a pour causes des lésions ou blessures, des commotions ou autres maux d'yeux pour lesquelles on a eu recours à des traitements nuisibles, la corruption du sang, des rhumatismes, la goutte (N° 185), les scrofules (N° 426), la syphilis (N° 438), des éruptions rentrées (N°ˢ 491, 171), etc. Elle se produit plutôt chez les personnes âgées et de préférence chez les hommes. Ce mal peut aussi être héréditaire. C'est une des plus graves affections pour les yeux. Quand le mal n'est pas trop ancien, ni le malade trop âgé, on le guérit radicalement au moyen du Réveilleur.

Applications sous les pieds, sur les mollets, le dos, la poitrine, l'estomac, le ventre et derrière les oreilles, afin de dériver vigoureusement la tête. Si le malade est faible de constitution, il faut diviser les applications. Le premier jour on l'applique sous les pieds et sur les mollets, le second, sur le dos, le troisième sur la poitrine, etc., etc., le succès sera d'autant plus assuré, si le malade n'a pas encore atteint la cinquantaine.

510. **Yeux** (*Cils des paupières*). — Ce mal douloureux consiste en ce que les cils poussent dans les yeux. Les retirer avec de petites pinces est inutile et dangereux. Le mal provient d'atrophie des yeux par suite de traitements pernicieux employés par des médecins ignorants. Traitement comme aux N°s 539 et 522.

511. **Yeux** (*Les cils repoussent*).

512. **Yeux clos**. — Applications sur le dos, la nuque et derrière les oreilles, peut-être même serait-il bon de commencer par les pieds et les mollets. (Voyez N° 539).

513. **Yeux** (*Crampes de paupières*). — Voyez N° 522.

514. **Yeux** (*Croissance aux*). — Petites vésicules purulentes, jaunâtres sur les paupières, se répandant souvent aussi sur d'autres endroits de la figure, se gercent, se réunissent plusieurs ensemble, forment des croûtes et, négligées, produisent une inflammation d'yeux. Applications sur la nuque et derrière les oreilles. Avoir soin de laver souvent avec de l'eau tiède pour entretenir la propreté.

515. **Yeux** (*Soins à donner aux*). — Les maux d'yeux sont souvent dus à la négligence ou au manque de précautions, soit de ceux qui les supportent, soit des parents ou professeurs. L'affection des yeux la plus répandue est la myopie. On devrait veiller à ce que les enfants n'approchent pas trop de leurs yeux leurs jeux ou leurs

cahiers. La mode de porter des lunettes a déjà fait perdre la vue à un grand nombre de personnes. Les lunettes sont des béquilles, celui qui s'y habitue ne saura bientôt plus s'en passer. Il faut éviter avec soin une lumière trop vive, la poussière, la fumée, les courants d'air, le crépuscule du soir pour lire. Ceux qui sont obligés de travailler dans les fabriques doivent donner de temps en temps quelque repos à leurs yeux ; les laver de temps en temps avec de l'eau fraîche. La colère, le chagrin, les coups sur les oreilles, le libertinage, l'usage des médecines, les cures de bains froids, etc., détruisent les organes de la vue. Les personnes qui prennent beaucoup de café ont rarement la vue bonne. Il faut avoir soin de ne pas se laver le matin avant qu'il y ait une heure qu'on est levé ; se garder de tout refroidissement, de vêtements humides, s'il survient quelque accident malgré cela, on doit immédiatement appliquer le Réveilleur sur le dos et ne pas attendre que le mal s'aggrave. Faire une ou deux applications préventives sur le dos, le ventre et l'estomac, est une très-bonne précaution, particulièrement au printemps et à l'automne.

516. Yeux enflés. — Le cancer de l'œil ou fongus médullaire, peut s'étendre sur toutes les parties du corps. L'enflure pénètre de plus en plus profondément, est tuberculeuse, de couleur rouge foncé ou bleu noirâtre. Étant négligée, elle détruit l'œil. Au début, la douleur est légère, mais piquante. Des humeurs malignes, des blessures imprévues ou provenant de la maladresse des médecins peuvent en être la cause et devenir dangereuses pour l'œil et même pour la vie. Applications sur le dos, la nuque, l'estomac, le ventre, le haut des cuisses et derrière les oreilles. Bonne nourriture fortifiante, propreté minutieuse, séjourner dans une atmosphère pure. Un traitement persévérant et ininterrompu assurera le succès.

517. Yeux enflés sans danger. — Ces enflures se

déplacent par l'attouchement et sont d'une autre couleur que dans le cas précédent. Tout autre mal d'yeux, mais surtout toute atteinte violente soit de bistouri, soit de blessures, etc., peuvent produire ce mal. Traitement semblable à celui du Nº 526.

518. Yeux faibles. — Voyez Nº 522.

519. Yeux (*Fluxion, conjonctivité, catharrolides*). — Douleur aiguë, photophobie ou crainte de la lumière ; flux muqueux ininterrompu, au début clair, liquide et blanc, s'épaississant jusqu'à devenir purulent au point de produire des abcès et même des ulcères dangereux. Plus le flux est aqueux, moins le mal est dangereux. Il est la conséquence d'inflammations mal soignées, telles que la goutte rhumatismale (Nº 529), ou scrofuleuse (Nº 527). Si le Réveilleur est appliqué au début, la guérison est prompte et facile ; dans le cas contraire, on est exposé à perdre l'œil. Applications sur tout le dos, la nuque, le ventre et derrière les oreilles. Épithème d'eau froide. Si le flux est visqueux, les punctures doivent être plus nombreuses et on ajoute deux ou trois traits sans huile sur les tempes et sous les yeux, mais il faut avoir soin de ne pas toucher les paupières. Ces punctures doivent être renouvelées tous les jours et, dans ce cas, les épithèmes doivent être tièdes. Les viscosités doivent être enlevées tous les quarts d'heure au moyen d'eau tiède.

520 Yeux glandulés. — Rougeurs foncées, douleurs aiguës, sécrétion morbide, le matin forte photophobie ; paupières gonflées et sanieuses, glandes, scrofules du corps. (Nº 426). Applications abondantes sous les pieds, sur les mollets, le dos, le ventre et derrière les oreilles.

521. Yeux (*Grain d'orge des*). — Inflammation et gonflement en forme de grain d'orge, au bord de la paupière supérieure, accompagnée de fréquentes douleurs, viscosités et d'enflure de la paupière. Provient d'irritation, de refroidissements, de maux d'estomac (N° 148), de règles dérangées (N° 376). Traitement propre à la destruction de la cause, puis un trait derrière l'oreille du côté de l'œil malade. Nettoyer avec de l'eau tiède.

522. Yeux (*Affections des*). — Il en est un certain nombre d'incurables, comme par exemple, des nerfs déchirés ou coupés, le manque de paupières, de cils, de sourcils, de l'iris des prunelles, des paupières fendues la cornée percée, l'ankiloblépharon (ou intercroissance des paupières), le symblépharon (id. avec la prunelle), de la membrane de l'iris, des paupières raccourcies, ou œil de lièvre, les paupières tournées en dedans ou en dehors, la hernie de la cornée, la descente de la lentille cristalline, de la membrane de l'iris, du globe de l'œil. L'amollissement de la cornée, du corps vitré et la fistule lacrymale causent de profondes souffrances. Un grand nombre de ces maux sont guérissables au moyen du Réveilleur employé dès le début. Dans aucun cas, il ne peut être nuisible ; ainsi l'auteur de cette brochure a vu la personne dont il est parlé au N° 515, affectée d'une descente des globes oculaires, qui étaient d'un rouge de feu. L'usage du Réveilleur les fit bientôt rentrer dans leur orbites.

523. Yeux (*Inflammation des*). — Applications sous les pieds, sur les mollets, le dos et nettoyer les yeux avec de l'esprit de vin et du sel, ou de l'eau de pluie filtrée, ou encore avec de l'eau bouillie à laquelle on ajoute quelques gouttes de lait pour la refroidir. On en humecte les yeux avec un linge souple, mais sans les frotter ni essuyer, les tamponner seulement légèrement. Les sécrétions étant très-contagieuses, on doit avoir soin de renouveler souvent le linge.

524. Yeux (*Inflammation catarrhale des*). — Fréquentes démangeaisons et douleurs brûlantes, sensation d'un corps étranger, comme du sable, dans les yeux ; rougeurs souvent jaunâtres ; les vaisseaux sanguins très-distincts, les bords des paupières et les angles des yeux sont collés, la photophobie augmente, surtout le soir. Au début du mal, l'œil est sec, si le mal diminue, il se produit un flux muqueux. Cette affection provient de refroidissement accompagné de rhume de cerveau (N° 392). Si l'on applique dès le début le Réveilleur sur les mollets, le dos et derrière les oreilles, la guérison survient au bout de deux à quatre jours, autrement, le mal persiste quinze jours et plus. Si ce mal est négligé, il se tourne en flux muqueux ; on doit porter une visière et séjourner dans une chambre chaude.

525. Yeux (*Inflammation dartreuse des*). — Taches dartreuses jaunâtres ou brunâtres dans l'œil, avec gonflement de quelques vaisseaux sanguins. Provient d'une dartre disparue, mais mal guérie, qui se porte sur l'œil. Applications sur le dos et le ventre et derrière les oreilles. Si la dartre reparaît à sa place primitive, traitement comme au N° 105.

526. Yeux (*Inflammation égyptienne des*). — L'œil rougit, la paupière supérieure enfle légèrement, de petites croûtes se forment sur les bords ; le matin, l'œil est rempli de mucosités liquides. Photophobie et larmes abondantes, douleurs aiguës et la vue presque nulle. La paupière supérieure enfle progressivement, l'inférieure se retourne en bourrelet, finalement la vue se perd complètement. Cette maladie contagieuse fut importée d'Egypte en 1798, par des militaires. Le malade doit éviter l'air impur, la malpropreté, la vie de caserne, ne pas se serrer le cou ni porter de coiffures lourdes. Applications aux mollets, sur le dos, le ventre et derrière les oreilles. Si, après 24 heures, on ne constate pas d'amélioration, il faut ajouter quelques traits de Réveilleur sans huile sur les tempes. Epithèmes d'eau froide sur les paupières. L'œil doit être souvent et soigneusement nettoyé avec de l'eau tiède.

527. Yeux (*Inflammation galeuse des*). — Éruption galeuse sur les paupières, qui s'étend toujours davantage. Démangeaisons douloureuses. Provient de contagion ou de la gale rentrée. Applications sur le dos, le ventre et derrière les oreilles. Une extrême propreté du corps et des yeux est indispensable.

528 Yeux (*Inflammation gonorrhée des*). — Fortes rougeurs et photophobie, douleurs autour des sourcils, flux muqueux, filant, verdâtre, et abondantes larmes. Le flux épaissit rapidement et devient jaunâtre, la paupière supérieure enfle et devient rouge foncé, finalement il se produit des abcès sur la cornée. Provient du virus de gonorrhée entré dans l'œil, ou par une suppression subite de gonorrhée. L'œil est en danger de se perdre. La gonorrhée doit être ramenée aux parties sexuelles et traitée comme il est dit au N° 539. (Voyez N° 438).

529. Yeux (*Inflammation goutteuse des*). — Douleur aiguë et déchirante, surtout dans les os. Rougeurs foncées, sillonnées de veines fines. Le bord de la cornée est entouré d'un cercle bleuâtre. Flux blanc, mousseux, qui ne dure pas. Photophobie intense, apparitions de flammes. Ce mal provient de la goutte ou de refroidissements, il n'atteint généralement que des personnes d'un certain âge. D'ordinaire il est suivi de l'amaurose ou de la cataracte ; on suit alors le même traitement que pour la goutte N° 185). Applications abondantes sur le dos, la nuque, l'estomac et derrière les oreilles. Sitôt que l'éruption est suffisamment séchée il faut renouveler l'application. Nourriture modérée. Même après la guérison des yeux, il faut encore continuer les applications sur le dos, la nuque et le ventre.

530. Yeux (*Inflammation hémorroïdale des*). — Les

symptômes sont les mêmes que ceux du N° 529, mais moins intenses. Les douleurs sont palpitantes, mais non perçantes. Souvent il y a du sang dans l'intérieur de l'œil ; jamais les deux yeux ne sont atteints à la fois. Ce mal provient d'hémorroïdes supprimées (N° 207), de sang dans la tête (N° 151), d'application des yeux. Applications sur les mollets, le dos, principalement sur les reins et les environs du bas, deux ou trois traits sur le périnée ou les chairs du milieu. L'œil doit être nettoyé avec de l'eau légèrement tiède. Après la guérison, il faut encore continuer les applications.

531. Yeux (*Inflammation érésypéleuse des*). — Rougeurs jaunâtres avec un léger gonflement des paupières, douleurs et photophobie faible, on éprouve plutôt de la tension ou pression, abondance de larmes, malaise général, souvent la fièvre. Ce mal n'atteint qu'un œil, les symptômes peuvent devenir plus marqués et le mal plus dangereux ; il peut se tourner en érésypèle ; il suffit alors de quelques soins prudents pour le faire disparaître (N° 143). Mais il peut aussi survenir des abcès et de la gangrène. Il est prudent d'appliquer immédiatement le Réveilleur sur le dos et derrière les oreilles. Il faut entretenir la transpiration. L'œil doit être nettoyé avec de l'eau tiède.

532. Yeux (*Inflammation intérieure des*). — Peu de rougeur, mais diminution sensible de la vue à cause de l'abondance du pus. Applications très serrées et abondantes sur le dos, trois fois répétées séance tenante, puis derrière les oreilles ; enduire abondamment d'huile, même le pavillon de l'oreille. Le sixième jour, renouveler l'onction d'huile derrière les oreilles. (Comp. N° 539). Ce mal, ordinairement incurable, a été guéri par ce traitement après avoir renouvelé l'opération le dixième jour.

533. Yeux (*Inflammation des*) **causée par les menstrues dérangées.** — Comme au N° 530. Ici, cependant, il se forme aussi de petites enflures sur les bords de la membrane de la cornée qui devient facilement hydropique. Le mal apparaît généralement après la suppression des règles et devient quelquefois opiniâtre. Applications sur les mollets, quelques traits sur la surface interne des cuisses, assez haut, sur le dos, les reins et le bas-ventre. La malade doit se tenir chaudement. Le moment le plus favorable pour faire les applications est celui qui correspond à l'époque ordinaire des règles ; il est bon de garder le lit deux ou trois jours. Appliquer des épithèmes d'eau froide. Les règles se rétabliront bientôt et le mal d'yeux disparaîtra. Chez les femmes âgées qui ont cessé de voir, il faut également faire dériver le sang de la tête par des applications sur les mollets et le dos. (N° 376).

534. Yeux (*Inflammation des*) **des nouveaux-nés.** — La paupière supérieure devient rouge, souvent bleuâtre ; il s'en échappe un flux corrosif qui colle les yeux et devient par la suite du pus jaunâtre ou verdâtre. La paupière est irritée, l'œil trouble, avec de petits abcès. Souvent il survient un flux semblable à de l'eau sanguinolente et l'œil est en danger de périr. Ce mal provient du manque de soin, d'air impur, de clarté trop vive et de prompt refroidissement. Il est contagieux et dangereux. La plus grande propreté, une chaleur égale et un appartement sombre sont indispensables pour la guérison. On frictionne un peu d'huile derrière les oreilles et sur le pavillon, du côté de la tête. L'œil doit être nettoyé avec de l'eau légèrement tiède. Si l'amélioration tarde à disparaître, on fait quelques traits légers du Réveilleur sur la nuque. L'œil doit être nettoyé souvent afin que le pus ne s'accumule pas. Si l'œil devient trouble, on fait de dix à quinze traits du Réveilleur sur le dos ; on continue les frictions d'huile derrière les oreilles pour entretenir la suppuration, mais en ayant soin d'entretenir la plus grande propreté jusqu'à parfaite guérison.

535. **Yeux** (*Inflammation rhumatismale des*). — Les symptômes sont bien plus pénibles qu'au N° 529. Douleurs déchirantes et poignantes, non-seulement dans les yeux, mais aussi dans la tête, les oreilles, les dents, etc., etc. Fortes rougeurs, souvent la cornée se trouble, l'iris se rétrécit, sur la conjonction il se forme une véritable couronne de petites veines, de temps en temps larmes brûlantes. La photophobie devient plus forte le soir. Ce mal provient de rhumatismes (N° 395). Le Réveilleur le guérit en très peu de temps, par l'application sur le dos, le ventre et derrière les oreilles. Si après trois ou quatre jours il n'y a pas d'amélioration, on ajoute un ou deux traits sans huile sur les tempes.

536. **Yeux** (*Inflammation scorbuteuse des*). — Paupières gonflées et rougeâtres; l'œil rouge avec petites veines serpentinantes; cornée trouble, flux crasseux, larmes souvent semblables au sang. Scorbut général. (Voyez N° 425). Applications abondantes et souvent répétées sur le dos, la nuque, l'estomac, le ventre et derrière les oreilles. L'œil doit être nettoyé à l'eau froide.

537. **Yeux** (*Inflammation scrofuleuse des*). — Rougeurs foncées avec de petites veines dilatées sur l'œil, douleurs poignantes, sécrétions morbides, forte photophobie, surtout le matin, fortes veines sur les paupières avec bords gonflés, souvent dures et inégales, la cornée trouble et rouge. Commencer par le traitement de tumeur glanduleuse (N° 454), scrofules (N° 426), puis après, applications sur le dos et derrière les oreilles.

538. **Yeux** (*Inflammation syphilitique des*). — Rougeur faible, mais avec un cercle veineux autour de la cornée, douleurs le soir, rarement le matin, la cornée devient trouble, ensuite il s'y forme des abcès, l'iris est tordu, la vue troublée. Provient de débauches en tous genres, syphilis (N° 438). Applications sur le dos, le

ventre, surface interne supérieure des cuisses , à une longueur de main près des parties sexuelles, un peu d'huile sur le gland, chez le sexe masculin, dans l'entrée du vagin en ayant soin de ne pas effleurer le côté interne des lèvres , chez le sexe féminin, et enfin un ou deux traits derrière les oreilles. Les parties sexuelles doivent être tenues chaudement, et les yeux lavés souvent avec de l'eau pas trop froide, afin d'éviter l'accumulation du flux contagieux. Repos, et séjour dans l'obscurité.

539. Yeux (*Maladies des*). — Les personnes atteintes de maux d'yeux doivent soigneusement éviter de séjourner dans des appartements situés au nord-est. Les saisons les plus favorables pour le traitement des maux d'yeux de longue durée sont : du mois de Mars au mois de Mai, puis Septembre et Octobre, surtout quand le temps est clair et l'air pur. Le mois de Février est le moins favorable. Toute maladie d'yeux exige l'abstention de vin, d'eau-de-vie, de café, d'aliments corrosifs, il faut éviter toute clarté vive, toute fumée, toute poussière. Boire beaucoup d'eau fraîche pure ou un peu sucrée, ou mêlée avec du lait, tisane d'avoine, d'orge, de riz, de sagou, de salep. L'œil malade ne doit jamais être couvert d'aucun bandage , mais simplement abrité par une visière ou un voile vert. Applications sous les pieds, sur les mollets, le dos et derrière les oreilles. Souvent il survient, après l'application, une aggravation apparente, telle que forte rougeur, démangeaison, flux de larmes, crampes ; ces malaises incommodent beaucoup, on peut les adoucir au moyen d'esprit de vin au sel (N° 545). On en imbibe légèrement un morceau de linge et on l'applique très-légèrement d'un œil sur l'autre, alternativement. Plus le mal est violent, plus cette application est brûlante, on peut donc en user à volonté. Plus la guérison de l'œil fait de progrès, plus aussi la brûlure de l'esprit de vin s'adoucit. De l'eau que le malade concerne quelques moments dans la bouche, constitue un baume très salutaire pour laver les yeux ; cette eau, agréablement et légèrement glaireuse, est très-efficace pour les yeux. Pour enlever le pus séché ou les croûtes des yeux malades, on se sert d'un morceau de linge imbibé de lait tiède. Les bains de pieds sont nuisibles pour les yeux, cependant on doit laver les pieds à l'eau de savon tiède avant d'appliquer le Réveilleur.

540. Yeux (*Ophtalmie purulente*). — Dans cette affection, plus le pus s'accumule, plus aussi la raie jaune qui se trouve au fond de la chambre postérieure de l'œil se développe. Souvent la chambre en est remplie et la vue interceptée. Ce mal est indolore ; il provient d'une inflammation intense. Applications sous les pieds, sur les mollets, le dos et derrière les oreilles. Quelques traits sans huile sur les tempes accélèrent l'évacuation du pus. (Comp. N° 523).

541. Yeux sanguins. — Provenant de coups, de chocs, etc. Applications sur le haut du dos, de la nuque, sur les épaules et derrière les oreilles. En cas d'affluence du sang vers la tête, il faut le diriger vers les mollets et les pieds. Pour suppression d'hémorroïdes, voyez N°ˢ 207, 208 ; pour les règles empêchées, voyez N°ˢ 533, 376 ; pour le scorbut, N° 425. Epithèmes froids.

542. Yeux (*Tâches des*). — Les tâches peuvent être de diverses natures, mais elles sont toujours causées par des dépôts de substances étrangères sur l'œil qui peuvent en être détournées. Si elles ne proviennent pas de poisons médicinals, elles sont le résultat d'inflammations (N° 523), syphilis (N° 438), scrofules (N° 426), rhumatismes (N° 395), goutte (N° 185), règles (N° 376), pertes de sang (N° 421), hémorroïdes (N° 207), il faut donc toujours suivre le traitement indiqué pour ces différents cas. Il ne faut jamais omettre l'application derrière les oreilles. Une grande persévérance dans le traitement est souvent nécessaire. Moins le mal est ancien, plus vite il est guéri, (Comp. N°s 523, 526, 525, 529. 530, 532, 524, 527, 534. 536, 531, 537, 538, 539, 528.

543. Yeux (*Abcès des*) — 1° Ulcère sanguin, 2° ulcère de la cornée ; grosseurs ou tumeurs dures sous la peau, douleurs aiguës, fièvre, frissons, faiblesses, souvent défaillances. Provient le plus souvent de corruption du sang par suite de débauches, mais souvent aussi de la piqûre d'un insecte ou d'une mouche qui se serait posée sur une charogne. Si l'on n'applique pas promptement le Réveilleur, le mal peut causer de grands ravages. Applications sur le dos, la nuque et derrière les oreilles. Si l'abcès est en formation, on applique constamment des épithèmes d'eau froide, mais si le mal s'aggrave, il faut les faire avec de l'eau tiède ou bouillie, et ouvrir l'abcès par une légère incision, puis enlever le pus au moyen d'eau tiède. Continuer les épithèmes d'eau tiède et mieux encore les couper avec moitié d'acide pyroligneux. Nourriture confortable et bon vin. Tout excès doit être rigoureusement évité. Les abcès de la cornée sont superficiels, ou pénètrent plus ou moins profondément avec ou sans pus. Selon la force du mal, il survient de l'irritation, de la rougeur, de la tuméfaction, ou des crampes des paupières. Les causes sont : blessures, rhume de cerveau (N° 392), rhumatisme (N° 395), inflammation (N° 523), petite vérole (N° 490), rougeole (N° 411), tumeurs glanduleuses (N° 454), scrofules (N° 426), et autres maladies semblables. Lorsqu'ils sont profonds et purulents, ils deviennent dangereux pour l'œil. Le traitement doit être conforme aux causes. Faire toujours les applications derrière les oreilles et quelques traits sans huile sur les tempes. Eau tiède pour les nettoyages, chaleur, repos, air pur et obscurité.

544. Yeux (*qui voient tout double*). — Provient de faiblesse (N°s 518, 539, 522).

545. Esprit de vin, ou vieux cognac salé. — On fait sécher autant que possible une bonne poignée de sel de cuisine, on le pulvérise, on le met dans une bouteille ordinaire remplie de ce spiritueux, on agite fortement pendant un bon quart d'heure, afin de dissoudre le sel le plus possible, puis on le laisse déposer jusqu'à ce que le liquide soit devenu clair et limpide. Lorsqu'on veut s'en servir, on doit éviter de l'agiter de crainte qu'il ne se trouble. L'emploi doit d'abord avoir lieu sur la tête, qu'on doit frictionner. Pour l'usage interne, un homme ou une femme d'un fort tempérament peut en prendre deux cuillerées, mais une personne faible n'en doit prendre qu'une cuillerée dans six cuillerées d'eau bouillante ; le moment le plus favorable est le matin à jeun. On peut prendre cette potion trois ou quatre fois par jour. La friction de la tête fait disparaître les liquides visqueux, la boisson réchauffe, porte le sang à la peau, favorise l'éruption et rend en général de grands services, surtout pour la colique, le choléra et autres refroidissements.

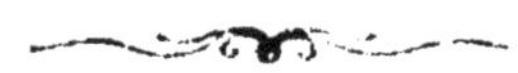

AVIS

Les personnes désirant se procurer le véritable instrument, ainsi que l'huile, inventés par M. C. Baunscheidt, et revêtus de son cachet, en trouveront toujours chez **M. A. EICHOFF**, rue Saint-Yves, n° 19, à Brest.

L'Instrument, à.......... Fr. **15**
L'Huile, le flacon, à..... Fr. **6 50**

ERRATUM

PAGE, N° LIGNE,

2,   2,   2,   ajoutez N° 251.

5,   11,   13,   lisez :   148, 171 et 374, au lieu de : 145, 167 et 366.

12,   33,   1,   —   27,   —   485,

25,   77,   1,   —   207,   —   392,

41,   129,   2,   —   183 et 241,   —   179 et 225.

42,   134,   13,   —   335 et 341,   —   325 et 331.

42,   134,   6 et 7 —   23 et 74,   —   24 et 14.

42,   135,   4,   —   183 et 241,   —   214 et 225.

42,   136,   6,   —   292,   —   381

42,   136,   7,   —   174,   —   170.

42,   136,   8,   —   105,   —   102.

43,   136,   7,   —   486 et 489,   —   479 et 482.

46,   151,   8,   —   251 et 255,   —   113.

47,   152,   2,   —   171,   —   167.

48,   155,   6, ajoutez : « LE DOS » entre les mollets et l'estomac.

51,   166,   2,   lisez :   27,   au lieu de : 28.

52,   168,   2,   —   27,   —   28.

54,   176,   6,   —   122,   —   119.

55,   182,   10,   —   454,   —   447.

57,   185,   10,   —   354,   —   232.

61,   203,   2,   —   361,   —   135.

62,   206,   6,   —   417,   —   407.

73,   244,   5,   *ajoutez* N°   135.

PAGE,	N°	LIGNE,				
78,	258,	2,	lisez :	109,	au lieu de :	108.
80,	266,	1,	—	376,	—	405.
99,	343,	2,	—	334,	—	335.
104,	357,	3,	—	454,	—	447.
104,	361,	12,	—	237,	—	160.
105,	363,	10,	—	416,	—	408.
111,	386,	2,	—	149,	—	146.
124,	428,	14,	—	131 et 523 *sont nulles.*		
137,	476,	1,	—	109	—	108.
148,	509,	13,	—	495 et 175	—	491 et 171.

EXPLICATION DE LA GRAVURE

La Gravure ci-contre d'Adonis et d'Aphrodite représente les différentes applications usuelles

---

A. La colonne vertébrale et les épaules. Généralement on doit commencer les applications à P en remontant jusqu'au cou.

B. La place derrière l'oreille où l'on applique ordinairement une fois.

C. Sur les mollets en descendant jusqu'au tendon d'Achille.

E. Les articulations des hanches (sciatique).

F. Les reins (hémorroïdes).

G. La région du foie, D du ventre, H de la rate et J du cœur.

K. La surface du sein et la poitrine.

L. L. Comme c'est indiqué, le haut du bras, la jointure du bras et le muscle du haut.

M. La clavicule droite. L'opération est ordinairement dirigée de cet endroit en un demi cercle jusqu'à la clavicule gauche.

N. Les tendons fléchisseurs de la main, le même emploi a lieu sur les tendons du jarret, etc.

O. La plante des pieds.

Toutes les autres applications partielles ou locales non représentées ici devront être faites selon le siége du mal et les indications données.

Brest, imp. Gadreau, rue de Siam, 90.

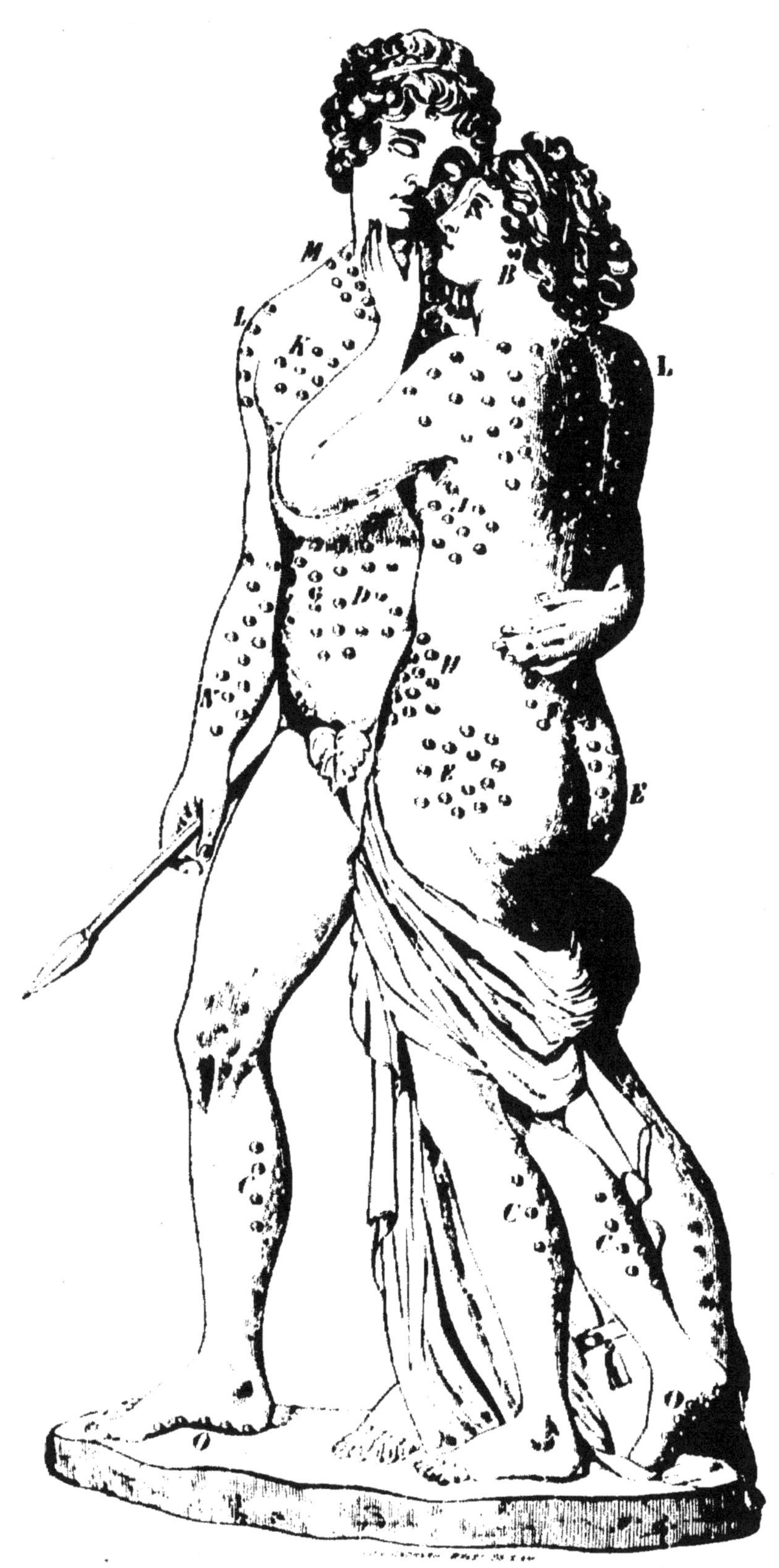

M
B
L
L
K
G
D
H
N
E
O
O

www.ingramcontent.com/pod-product-compliance
Ingram Content Group UK Ltd.
Pitfield, Milton Keynes, MK11 3LW, UK
UKHW020202130726
13696UKWH00002B/675